扁鹊灸法治顽疾

王廷峰　主编

傅文录　主审

U0198670

辽宁科学技术出版社

·沈阳·

内容提要

本书介绍了作者应用扁鹊灸法，即古灸法——化脓灸，也就是直接灸法（又称为瘢痕灸）临床20多年，经10万人次灸治各种疑难杂病的经验，取得了很好的临床疗效，把这门古代留给我们的独特技术，经作者多种临床摸索与感悟，从理论到实践进行了有益的探索。本书分为三篇：一是基础篇，重点介绍了古代灸法《扁鹊心书》中的十二篇内容，同时还介绍了清末火神派创始人郑钦安重要的扶阳重阳理论，并通过扶阳理念探讨了化脓灸法治疗各种疑难杂病的机理，对于认识化脓灸的临床价值具有重要意义。二是操作篇，记述了作者临床上直接灸治的方法与过程。三是医案篇，介绍了作者灸法治疗医案60例，具有重要的临床参考价值。

作者简介

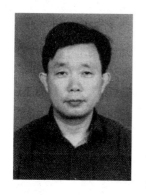

王廷峰（1962—　），男，安徽省阜阳市人。安徽省阜阳市颍淮基层名中医，安徽省师范带徒指导老师。供职于安徽省阜阳东方中医针灸医院，任安徽省灸法研究会理事。自幼跟宗祖伯父学习中医针灸，从事中医针灸20余年，后投师于灸学泰斗及当代名医谢锡亮门下并尽得真谛真传，擅长化脓灸治病。认为"灸法扶阳，多灸重灸"，特别是化脓灸施灸时，其强烈穿透性疼感及长时间灸疮正是化脓灸的优点。这种短暂的灼痛与施灸后灸疮的刺激恰到好处地结合，为其他针灸手段所不具有，故对疑难杂症往往能顿起沉疴。多年来以化脓灸绝活，亲自施灸的病人超过10万人次，均获良效。联系地址：安徽省阜阳市颍河西路阜阳东方针灸医院。电子信箱：2211379505@qq.com

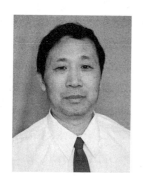

傅文录（1960—　），男，河南省浚县人。副主任医师，任职于河南省平舆县人民医院。从事临床内科工作20余年，曾投师于时振声教授、石景亮教授、陈守义老中医门下，尽得真传。国内著名火神派医家及研究学者，崇尚火神派郑钦安扶阳理论，并在临床中实践"扶阳助正，回阳返本"心法。一贯奉行"读书思考写文章，理论临床两提高"的修心治学之道。临证悟出，只有理论水平的提高，临证之时才能理法方药一线贯穿，遵从"以三阴之方治三阴病，虽失不远"的学术理念。附子重用与广用灵活自如，得心应手，擅用姜、桂、附治疗风寒湿冷痛等内科疑难杂症，多有奇效。曾先后发表学术论文300余篇，已出版《郑钦安医书解难问答录》等火神派著作12部，《脉诊越话》等专著30余部。欢迎登录搜狐网"傅文录博客"了解作者学习动态。电子信箱：pyfuwenlu@163.com

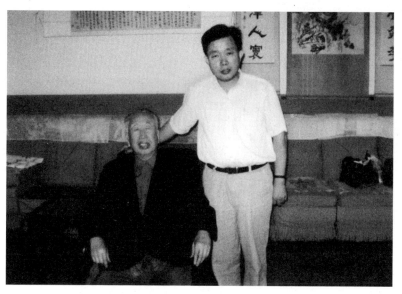

王廷峰与谢锡亮老师合影

灸法之功效

非实践而莫知

望九叟 谢锡亮

二〇一二年五月

前　言

　　扁鹊灸法，源于宋代窦材所著《扁鹊心书》。该灸法源于《黄帝内经》与《伤寒论》，该法称为重灸法、直灸法，或称为瘢痕灸法，俗称为化脓灸法，是祖国医学中古老又独特的治病方法，它是以中医辨证理论和经络学说为依据，是用艾炷直接、间接放在穴位或一定部位上施灸，局部组织经烫伤后，产生灸疮、无菌化脓、结痂的过程，从而达到治疗疾病的一种方法。

　　《医学入门·针灸》亦载："凡药之不及，针之不到，必须灸之"，《扁鹊心书》的保命之法"灼艾第一，丹药第二，附子第三"。所用的灸法就是灼肉的灸法，为何要灼肉?《千金要方》曰："炷令平整着肉，火势乃至病所也。"清代吴亦鼎《神灸经纶》则曰"取艾辛香作炷，能通十二经，入三阴，以治百病，效如反掌"。

　　灼肉灸法的功效是急缓兼备的，施灸时，强烈的刺激能产生明显的即时效应，施灸后的发泡、化脓、结痂的过程能产生显著的后效应，尤其是免疫增强效应，故对疑难杂症经化脓灸治疗后，往往顿起沉疴。

　　我们在临床上，亲自施灸的患者达10万人次以上，实践证明，化脓灸法操作简便，无副作用，安全可靠，费用低廉，疗效确切，符合简、便、廉、验的原则，且应用范围广泛，内、外、妇、儿、皮肤、五官等各科都有其适应证，有着广泛的适用价值。

　　本书共分三篇：一是基础篇，重点介绍了古代灸法《扁鹊心书》中的十二篇内容，同时还介绍了清末火神派创始人郑钦安重要的扶阳重阳理论，并通过扶阳理念探讨了化脓灸疗治疗各种疑难杂病的机理，对于认识化脓灸的临床价值具有重要意义。二是操作篇，记述了作者临床上直接灸治的方法与过程。三是医案篇，介绍了作者灸法治疗医案60例，具有重要的临床参考价值。

　　在本书的编写过程中，特别感谢恩师谢锡亮先生的热心指导。

　　在本书的编撰过程中，附参考文献之外，还参考了大量的网络文献资料，由于转载等多种原因，无法一一将原创者与转载者列出，对此作者深表谢意，为弘扬灸疗中医独技化脓灸法，希望得到同行的谅解。

　　本书是编者从医近30年来学习和应用灸法的经验，可以说书中具有"真金白银"，是学习和应用灸法很有价值的参考书，适于临床医生、基层医务人员、中医院校学生和灸法爱好者参考阅读。

　　由于编者水平有限，在内容选择上可能有其局限性，也许会挂一漏万，错误之处在所难免，欢迎同道和广大读者批评指正。

王廷峰

2015年3月

目 录

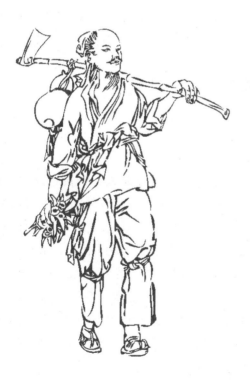

上篇　基础篇
SHANGPIAN JICHUPIAN

《扁鹊心书》三卷，系宋代窦材集（原题是：古神医卢人扁鹊传，宋太医真定窦材重集）。前有南宋绍兴十六年（1146）窦材自序，其成书当在此前后。原刊本早已佚，后经清胡珏（字念庵，号古月老人）参注百余条，乾隆三十年（1765）王琦（字涿崖，号紫阳山民）增写后记，重校刊行。

窦材为宋代真定（今河北正定县）人。曾任开州巡检，迁武翼郎（一说曾任太医）。撰有《扁鹊心书》三卷，刊于绍兴年间（1131—1162）。胡珏字念庵，晚号古月老人，清代浙江钱塘县人，精于医理，于古今方论颇有心得。凡危急之症，他医束手，珏治之多奏效。曾重评高鼓峰《医家心法》，参订窦材《扁鹊心书》，二书均刊刻于世。

《扁鹊心书》乃后世多人参订而成，其书中最为推崇重灸法，后世亦称为扁鹊灸法，也称为化脓灸法，也称为直灸法、瘢痕灸法等，本书提倡重灸治大病、重病、危病，乃起死回生之术，受到后世医家的推崇与广泛的临床运用。

一、《扁鹊心书》摘要

（一）三世扁鹊

医门得岐黄血脉者，扁鹊一人而已。扁鹊黄帝时人，授黄帝《太乙神明论》，着《五色脉诊》《三世病源》，后淳于意、华佗所受者是也。第二扁鹊，战国时人。姓秦名越人，齐内都人，采《内经》之书，撰《八十一难》，慨正法得传者少，每以扁鹊自比，谓医之正派，我独得传，乃扁鹊再出也，故自号扁鹊。第三扁鹊，大宋窦材是也，余学《素问》《灵枢》，得黄帝心法，革古今医人大弊，保天下苍生性命，常以扁鹊自任，非敢妄拟古人，盖亦有所征焉。尝因路过衢州野店，见一妇人遍身浮肿露地而坐。余曰：何不在门内坐？妇曰：昨日蒙土地告我，明日有扁鹊过此，可求治病，我故于此候之。余曰：汝若听我，我当救汝。

妇曰：汝非医人，安能治病？余曰：我虽非医，然得扁鹊真传，有奇方，故神预告汝。遂予保命延寿丹十粒服之，夜间小便约去二升，五更觉饥。二次又服十五粒，点左命关穴，灸二百壮。五日后，大便下白脓五七块，半月全安。妇曰：真扁鹊再生也。（予治数人患此症者，浮肿、喘急，卧难着席，浆粥俱不入矣，既无丹药亦不肯灸，只用重剂姜附十余帖，而形体复旧，饮食如常，可知人能信用温化，即不灸亦有生机。）

想扁鹊独倚其才，旁游列国为同道刺死，华佗亦不传其法，为人僭死，皆因秘而不发，招人之忌耳。余将心法尽传于世，凡我同心肯学正传，不妨亦以扁鹊自命可也。（舜何人哉，予何人哉，有为者亦若是。）

（二）大病宜灸

医之治病用灸，如做饭需薪，今人不能治大病，良由不知针艾故也。世有百余种大病，不用灸艾、丹药，如何救得性命，劫得病回？如伤寒、疽疮、劳瘵、中风、肿胀、泄泻、久痢、喉痹、小儿急慢惊风、痘疹黑陷等证。若灸迟，真气已脱，虽灸亦无用矣；若能早灸，自然阳气不绝，性命坚牢。又世俗用灸，不过三五十壮，殊不知去小疾则愈，驻命根则难。故《铜人针灸图经》云：凡大病宜灸脐下五百壮。补接真气，即此法也。若去风邪四肢小疾，不过三、五、七壮而已。仲景毁灸法云：火气虽微，内攻有力，焦骨伤筋，血难复也。余观亘古迄今，何尝有灸伤筋骨而死者！彼盖不知灸法之妙故尔。（《灵枢》论虚而至陷下，温补无功，借冰台以起陷下之阳耳。若仲景所言微数之脉，慎不可灸。脉而至于微矣，似有似无，则真阳已漓，又至于数矣，则真阴已竭，阴阳漓竭，灸亦无益。但有炎焰而无温存，宁不焦骨伤筋而血难复？非毁灸也。）

孙思邈早年亦毁灸法，逮晚年方信，乃曰：火灸，大有奇功。昔曹操患头风，华佗针之，应手而愈，后佗死复发。若于针处灸五十壮，永不再发。或曰：人之皮肉最嫩，五百之壮，岂不焦枯皮肉乎？曰：否。已死之人，灸二三十壮，其肉便焦，无血荣养故也。若真气未脱之人，自然气血流行，荣卫环绕，虽灸千壮，何焦烂之有哉。故治病必先别其死生，若真气已脱，虽灸亦无用矣。唯是膏粱之人，不能忍耐痛楚，当服睡圣散，即昏不知痛，其睡圣散余自用灸膝神效，放心服之，断不误人。（以救己之心，推以救人。所谓现身说法，其言诚真，其心诚切，其论诚千古不磨之论，无如天下之不信何。）

（三）住世之法

绍兴间，刘武军中步卒王超者，本太原人，后入重湖为盗，曾遇异人，授以黄白住世之法，年至九十，精彩腴润。辛卯年间，岳阳民家，多受其害，能日淫十女不衰。后被擒，临刑，监官问曰：汝有异术，信乎？曰：无也，唯火力耳。每夏秋之交，即灼关元千炷，久久不畏寒暑，累日不饥。至今脐下一块，如火之暖。岂不闻土成砖，木成炭，千年不朽，皆火之力也。死后，刑官令剖其腹之暖处，得一块非肉非骨，凝然如石，即艾火之效耳。故《素问》云：年四十，阳气衰，而起居乏；五十体重，耳目不聪明矣；六十阳气大衰，阴痿，九窍不利，上实下虚，涕泣皆出矣。

夫人之真元乃一身之主宰，真气壮则人强，真气虚则人病，真气脱则人死。保命之法：灼艾第一，丹药第二，附子第三。人至三十，可三年一灸脐下三百壮；五十，可二年一灸脐下三百壮；六十，可一年一灸脐下三百壮，令人长生不老。余五十时，常灸关元五百壮，即服保命丹、延寿丹，渐至身体轻健，羡进饮食。六十三时，因忧怒，忽见死脉于左手寸部，十九动而一止，乃灸关元、命门各五百壮。五十日后，死脉不复见矣。每年常如此灸，遂得老年康健。乃为歌曰：一年辛苦唯三百，灸取关元功力多，健体轻身无病患，彭篯铿寿算更如何。（先生三法实为保命之要诀，然上策人多畏惧而不肯行；中策古今痛扫，视为险途；若下策用之早而得其当，亦可十救其五。予遵行历年，不无有效、有否。效则人云偶中，否则谗谤蜂起，此非姜附之过，乃予热肠之所招也。吾徒不可以此而退缩不前，视人之将死可救而莫之救也。）

（四）须识扶阳

道家以消尽阴翳，炼就纯阳，方得转凡成圣，霞举飞升。故云："阳精若壮千年寿，阴气如强必毙伤。"又云："阴气未消终是死，阳精若在必长生。"故为医者，要知保扶阳气为本。人至晚年阳气衰，故手足不暖，下元虚惫，动作艰难。盖人有一息气在则不死，气者阳所生也，故阳气尽必死。人于无病时，常灸关元、气海、命关、中脘，更服保元丹、保命延寿丹，虽未得长生，亦可保百余年寿矣。（今人只是爱趋死路，动云：我有火病，难服热药。所延之医，悉皆趋承附和，不言上焦有火，即云中、下积热，及至委顿，亦不知变迁。或遇明眼之医，略启扶阳之论，不觉彼此摇头，左右顾盼，不待书方，而已有不服之意矣。生今之世，思欲展抱负，施姜附尚且难入，而丹药、灼艾之说，断乎其不可行也。）

（五）黄帝灸法

男妇虚劳，灸脐下三百壮。

男妇水肿，灸脐下五百壮。

阴疽骨蚀，灸脐下三百壮。

久患脾疟，灸命关五百壮。

肺伤寒，灸脐下三百壮。

气厥、尸厥，灸中脘五百壮。

缠喉风，灸脐下三百壮。

黄黑疸，灸命关二百壮。

急慢惊风，灸中脘四百壮。

老人二便不禁，灸脐下三百壮。

老人气喘，灸脐下三百壮。

久患脚气，灸涌泉穴五十壮。

产后血晕，灸中脘五十壮。

暑月腹痛，灸脐下三十壮。

鬼邪着人，灸巨阙五十壮、脐下三百壮。

妇人脐下或下部出脓水，灸脐下三百壮。

妇人无故风搐发昏，灸中脘五十壮。

久患伛偻不伸，灸脐俞一百壮。

鬼魇着人昏闷，灸前顶穴五十壮。

妇人半产，久则成虚劳水肿，急灸脐下三百壮。

死脉及恶脉见，急灸脐下五百壮。

妇人产后腹胀水肿，灸命关百壮、脐下三百壮。

肾虚面黑色，灸脐下五百壮。

呕吐不食，灸中脘五十壮。

妇人产后热不退，恐渐成痨瘵，急灸脐下三百壮。

（六）扁鹊灸法

命关二穴在胁下宛中，举臂取之，对中脘向乳三角取之。

此穴属脾，又名食窦穴，能接脾脏真气，治三十六种脾病。凡诸病困重，尚有一毫真气，灸此穴二三百壮，能保固不死。一切大病属脾者并皆治之。盖脾为五脏之母，后天之本，属土，生长万物者也。若脾气在，虽病甚不至死，此法试之极验。

肾俞二穴在十四椎两旁各开一寸五分，凡一切大病于此灸二三百壮。盖肾为一身之根蒂，先天之真源，本牢则不死，又治中风失音，手足不遂，大风癞疾。

三里二穴在膝眼下三寸，骨外筋内宛中，举足取之。治两目䀮䀮不能视远，及腰膝沉重，行步乏力，此证须灸中脘、脐下，待灸疮发过方灸此穴，以出热气自愈。

承山二穴，在腿肚下，挺脚趾取之。治脚气重，行步少力。

涌泉二穴，在足心宛宛中。治远年脚气肿痛，或脚心连胫骨痛，或下粗腿肿，沉重少力，可灸此穴五十壮。

脑空二穴，在耳尖角上，排三指尽处。治偏头痛，眼欲失明，灸此穴七壮自愈。

目明二穴，在口面骨二瞳子上，入发际。治太阳连脑痛，灸三十壮。

腰俞二穴，在脊骨二十一椎下。治久患风腰疼，灸五十壮。

前顶二穴，在鼻上，入发际三寸五分。治巅顶痛，两眼失明。

（七）窦材灸法

（计五十条）

一中风半身不遂，语言謇涩，乃肾气虚损也，灸关元五百壮。

一伤寒少阴证，六脉缓大，昏睡自语，身重如山，或生黑靥，噫气、吐痰、腹胀、足趾冷过节，急灸关元三百壮可保。

一伤寒太阴证，身凉足冷过节，六脉弦紧，发黄紫斑，多吐涎沫，发燥热，噫气，急灸关元、命关各三百壮。

伤寒惟此二证害人甚速，仲景只以舌干口燥为少阴，腹满自利为太阴，余皆归入阳证条中，故致害人。然此二证若不早灸关元以救肾气，灸命关以固脾气，则难保性命。盖脾肾为人一身之根蒂，不可不早图也。（舌干口燥乃少阴本热之证，仲景以大承气急下，但此理非身登仲景之堂者不能知，非神于仲景之法者不能用，盖火热亢盛不用承制，则燎原之害炽而生化之机息，可不畏哉！设本热假而标阴伏，误用承气立见危亡矣。先生灸法真保命全生之要，业医之士切须审察，不可鲁莽而行之也。仲景盖以气化而用承气，若涉形藏，别有治法，不可混辟。）

一脑疽发背，诸般疔疮恶毒须灸关元三百壮以保肾气。

一急喉痹、颐粗、颔肿、水谷不下，此乃胃气虚风寒客肺也，灸天突穴五十壮。（穴在结喉下四寸。）

一虚劳咳嗽潮热，咯血吐血六脉弦紧，此乃肾气损而欲脱也，急灸关元三百壮，内服保元丹可保性命。若服知柏归地者，立死。盖苦寒重损其阳也。（虚劳而致六脉弦紧，即是肾气损脱。乃今之医治虚劳者，脉至微细急疾，尚用寒凉，真视人如草芥也，此种人不知作何结果。）

一水肿膨胀、小便不通，气喘不卧，此乃脾气大损也，急灸命关二百壮，以救脾气，再灸关元三百壮，以扶肾水，自运消矣。

一脾泄注下，乃脾肾气损，二三日能损人性命，亦灸命关、关元各二百壮。

一休息痢下五色脓者，乃脾气损也，半月间则损人性命，亦灸命关、关元各三百壮。

一霍乱吐泻，乃冷物伤胃，灸中脘五十壮，若四肢厥冷，六脉微细者，其阳欲脱也，急灸关元三百壮。

一疟疾乃冷物积滞而成，不过十日、半月自愈。若延绵不绝乃成脾疟，气虚也，久则元气脱尽而死，灸中脘及左命关各百壮。

一黄疸眼目及遍身皆黄，小便赤色，乃冷物伤脾所致，灸左命关一百壮，忌服凉药。若兼黑疸乃房劳伤肾，再灸命关三百壮。（命关当作命门。）

一番胃，食已即吐，乃饮食失节，脾气损也，灸命关三百壮。

一尸厥不省人事，又名气厥，灸中脘五十壮。

一风狂妄语，乃心气不足，为风邪客于包络也，先服睡圣散，灸巨阙穴七十壮，灸疮发过，再灸三里五十壮。

一胁痛不止乃饮食伤脾，灸左命关一百壮。

一两胁连心痛，乃恚怒伤肝脾肾三经，灸左命关二百壮，关元三百壮。

一肺寒胸膈胀，时吐酸，逆气上攻，食已作饱，困倦无力，口中如含冰雪，此名冷劳，又名膏肓病。乃冷物伤肺，反服凉药，损其肺气，灸中府二穴各二百壮。

一咳嗽病，因形寒饮冷，冰消肺气，灸天突穴五十壮。

一久嗽不止，灸肺俞二穴各五十壮即止。若伤寒后或中年久嗽不止，恐成虚劳，当灸关元三百壮。

一疠风因卧风湿地处，受其毒气，中于五脏，令人面目庞起如黑云，或遍身如锥刺，或两手顽麻，灸五脏俞穴。先灸肺俞，次心俞、脾俞，再次肝俞、肾俞，各五十壮，周而复始，病愈为度。

一暑月发燥热，乃冷物伤脾胃肾气所致，灸命关二百壮。或心膈胀闷作疼，灸左命关五十壮。若作中暑服凉药即死矣。

一中风病方书灸百会、肩井、曲池、三里等穴多不效，此非黄帝正法。灸关元五百壮，百发百中。

一中风失音乃肺肾气损，金水不生，灸关元五百壮。

一肠癖下血，久不止，此饮食冷物损大肠气也，灸神阙穴三百壮。

一虚劳人及老人与病后大便不通，难服利药，灸神阙一百壮自通。

一小便下血乃房事劳损肾气，灸关元二百壮。

一砂石淋诸药不效，乃肾家虚火所凝也，灸关元三百壮。

一上消病，日饮水三五升，乃心肺壅热，又吃冷物，伤肺肾之气，灸关元一百壮，可以免死。或春灸气海，秋灸关元三百壮，口生津液。

一中消病，多食而四肢羸瘦，困倦无力，乃脾胃肾虚也，当灸关元五百壮。

一腰足不仁，行步少力，乃房劳损肾，以致骨痿，急灸关元五百壮。

一昏默不省人事，饮食欲进不进，或卧或不卧，或行或不行，莫知病之所在，乃思虑太过，耗伤心血故也，灸巨阙五十壮。

一脾病致黑色萎黄，饮食少进，灸左命关五十壮。或兼黧色，乃损肾也，再灸关元二百壮。

一贼风入耳，口眼歪斜，随左右灸地仓穴五十壮，或二七壮。

一耳叶焦枯，面色渐黑，乃肾劳也，灸关元五百壮。

一中年以上之人，口干舌燥，乃肾水不生津液也，灸关元三百壮，若误服凉药，必伤脾胃而死。

一中年以上之人，腰腿骨节作疼，乃肾气虚惫也，风邪所乘之证，灸关元三百壮。若服辛温除风之药，则肾水愈涸，难救。

一腿行间发赤肿，乃肾气风邪着骨，恐生附骨疽，灸关元二百壮。

一老人滑肠困重，乃阳气虚脱，小便不禁，灸神阙三百壮。

一老人气喘，乃肾虚气不归海，灸关元二百壮。

一老人大便不禁，乃脾肾气衰，灸左命关、关元各二百壮。

一两眼昏黑，欲成内障，乃脾肾气虚所致，灸关元三百壮。

一瘰疬因忧郁伤肝，或食鼠涎之毒而成，于疮头上灸三七壮，以麻油润百花膏涂之，灸疮发过愈。

一破伤风，牙关紧急，项背强直，灸关元穴百壮。

一寒湿腰痛，灸腰俞穴五十壮。

一行路忽上膝及腿如锥，乃风湿所袭，于痛处灸三十壮。

一脚气少力或顽麻疼痛，灸涌泉穴五十壮。

一顽癣浸淫或小儿秃疮，皆汗出入水，湿淫皮毛而致也，于生疮处隔三寸灸三壮，出黄水愈。

凡灸大人，艾炷须如莲子，底阔三分，灸二十壮后却减一分，务要紧实。若灸四肢及小儿，艾炷如苍耳子大。灸头面，艾炷如麦粒子大。其灰以鹅毛扫去，不可口吹。

如癫狂人不可灸，及膏粱人怕痛者，先服睡圣散，然后灸之。一服止可灸五十壮，醒后再服。

（八）当明经络

谚云："学医不知经络，开口动手便错。"盖经络不明，无以识病证之根源，究阴阳之传变。如伤寒三阴三阳，皆有部署，百病十二经脉，可定死生。既讲明其经络，然后用药径达其处，方能奏效。昔人望而知病者，不过熟其经络故也。俗传遇长桑居，授以怀中药，饮以上池之水，能洞见脏腑，此虚言耳。今人不明经络，止读药性病机，故无能别病所在。漫将药试，偶对稍愈，便尔居功，况亦未必全愈；若一不对，反生他病，此皆不知经络故也。（近世时医失口，言经络部位乃外科治毒要法，方脉何借于此。嗟嗟！经络不明，何以知阴阳之交接，脏腑之递更，疾病情因从何审察。夫经络为识病之要道，尚不肯讲求，焉望其宗主《内经》，研究《伤寒》，识血气之生始，知荣卫之循行。阴阳根中根外之理不明，神机或出或入之道不识，师徒授受唯一《明医指掌》《药性歌括》，以为熟此尽可通行，用药误人全然不辨。或遇明医，支吾扯拽，更将时事俗情乱其理谈，常恐露出马脚，唯一周旋承奉。彼明理人焉肯作恶，只得挽回数言，以盖其误。如此时医，诚为可耻。）

（九）要知缓急

夫病有浅深，治有缓急。（体认病情，而用药缓急合当，乃医家第一要着。）若急病而用缓药，是养杀人也。缓病而用急药，是逼杀人也。庸医遇病，不能必其何名，亦不能必其当用何药，概以温平试之。若缓病尚可，设遇大病则为误不小，故名养杀人。若缓病投以急药，是欲速其效，殊不知攻急则变生，所谓逼杀人也。（二者之误，今世医家比比，胆怯者蹈养杀之弊，心粗者逞逼杀之害。医本生人，乃为杀薮，悲哉！）

余观京师名医吕实者，亦熟此法，但不早用，惟先用温平药调治，及至危笃，方议灼艾丹附等事，多不效，乃曰：此天命也。殊不知救挽已迟，藏气败绝，虽灵丹妙药，无能为矣。余亲见彼治一伤寒第五日，昏睡谵语，六脉洪大，以为胃中有热，以承气下之，四更即死矣。六脉之大，非洪也，乃阳气将脱，故见此耳。治以下药，更虚其阴，则阳无所附而死速矣。若先于脐下灸三百壮，固住脾肾之气；内服保元丹、敛阳丹，饮姜附汤，过三日，自然汗出而愈。

余治一伤寒，亦昏睡妄语，六脉弦大。余曰脉大而昏睡。定非实热，乃脉随气奔也，强为之治。（先生真仁人也，强治之心，余颇有之，第以人不我信，且又碍于言讷而不肯为，究非真行仁术之人，常以此自愧。）用烈火灸关元穴，初灸病患觉痛，至七十壮遂昏睡不疼，灸至三鼓，病患开眼，思饮食，令服姜附汤。至三日后，方得元气来复，大汗而解。（今时姑息成风，灸法难行，余尝叹曰：人参虽救命之品，姜附尤有回阳之功，无如世人不识，俗医痛扫，良可慨也。）余思前证，少阴病也。发昏谵语，全似阳证，若时投以承气，岂得不死。故耳聋不呻吟，身生赤黑靥，而十指冷至脚面，身重如山，口多痰唾，时发燥热者，皆少阴证也。仲景以耳聋系之少阳，谵语归之阳明，用柴胡承气辈误人不少。夫但知少阳脉循胁络耳，却不思耳窍属肾，以耳聋归少阳，此仲景所未到之处也。（耳聋仲景作宗气虚论，未尝归少阳。至于谵语，论中言神气虚者多，若阳明证中不过数条而已，先生故加贬驳，未免有意索瘢。）

（十）时医三错

凡阴疽及鬼邪着人，或两眼内障，此三法皆出《内经》。其疮疽本于肾虚，为阴所着，寒邪滞经，依附于骨，故烂人筋，害人性命。其法必大补肾气，壮阳消阴，土得阳气，自生肌肉，则元气周流不侵骨髓矣。今则附入外科，庸医不知，反用败毒凉药，致元气虚愈而死者，多矣。（亲见一妇人患伏兔阴疽，形扁色白，大如覆盂，延一艮山门疡医，连用清火败毒药四剂，不待脓溃，一泻而死。）

鬼邪着人者，皆由阴盛阳虚，鬼能依附阴气，故易而成病，若阳光盛者焉敢近之。治法大补元气加以育神，则鬼邪自然离体。病家不知，专求符篆，此等外道决无灵验。或假手庸医，认为燥火，投以凉药，或清热化痰，致人枉死，良可悲哉！（世俗于轻浅小疾皆事巫祝，况鬼祟为殃，肯舍巫箓乎！加之医用寒凉，故尔愈者不易。）

眼生内障由于脾肾两虚，阳光不振耳。故光之短主于脾，视物不明主乎肾。法当温补脾肾，壮阳光以消阴翳，则目明矣。今则另立眼科以成一家之技，只用凉剂，冰损元阳，致脾肾虚衰而死，殊不知一切病证皆有《内经》正法。后人分立十三科妄名，是以识见小者，专习一科，成一偏之见，譬之大海中认一浮沤，综理未贯，动即伤生，悲哉！（予目睹京中来一太医院官陈某，自炫能开瞽目，专以冷水冰伏，又以寒膏内陷。其人本领，实而火重者见效亦捷；若本弱元亏者，无不阴受其害。斜桥一盐贩之妻服膏半盏，腹即隐痛，其夫强之服尽，大吐而毙。其夫一时惶急，从楼窗跃出街心。哭叫：陈太医药杀我妇！百种辱骂累及祖先，闻者无不寒心。笔此以见寒凉误人，并信耳不信目之戒。）

（十一）禁戒寒凉

夫四百八病，大约热者居多，寒者最少。无怪乎河间论火，丹溪之补阴也。但泥二子之书而不考究《内经》，堕于偏颇，害人特甚。盖热病属阳，阳邪易散易治，不死。冷病属阴，阴邪易伏，故令人不觉，久则变为虚寒，侵蚀脏腑而死。（初起不觉之证，最能害人，往往轻忽之，而一变致死者不少。）

况人身之火多亦是当然，天之六气，火居其二。今之庸医执壮火食气之说，（《内经》壮火食气之说，犹炎暑盛而人气乏相火炽而真元伤，非凉药之治，亦非热药之谓，马元台不察此理，妄为注释，遗诒后学不浅。）溺于滋阴苦寒之剂，殊不知邪之中人，元气盛则能当之，乃以凉药冰脱，反泄元气，是助贼害主也。夫凉药不知害了多少人。若元气稍虚者，无不被凉药冰败而死，脾胃有伤，焉望其生。如人饮热汤及炙爆之物，从龆至耄，断无损人之理。《内经》言膏粱之变，只发痈疽，况膏粱发疽者，百无一二。故知热之养人，时刻不可缺也。若以冷水饮入，不须三日，即为腹疼泄泻，脾虚胃败矣。故燧人立法，食必用火，万代苍生得以活命。俗医大用凉剂，譬于饮入冷水，阴害黎民，良可慨也。不见当今医家，祸及子孙甚至灭门绝后，皆学术不精之报也。（医者观此切须猛省，误用凉药之害真实不爽，予见近代时医专用温平者，或延一息，终见陵替。专以寒凉攻伐，夭札人命者，诚未见其有后也。）

（十二）忌用转下

《内经》并无转下之说，只言发散，又只言辛甘发散为阳。辛温之药达表则自然汗散，攻里则自然开通。（据先生之论谓辛甘发散为阳，故表邪解而里自和，非辛甘能攻里也，后人当活看。）非若寒苦之药，动人脏腑，泄人元气也。夫巴豆、硝黄之类能直穿脏腑，非大积大聚，元气壮实者，不敢轻用。今之庸医不问虚实，动辄便行转下，以泄六腑各气，转生他证。重则脾胃渐衰，不进饮食，肌肉消瘦而死。又俗云：春行夏补，至秋时须服通行药数剂，以泄夏月积热，此语甚讹。（俗医惯将此数语印人耳目，夫《内经》四时调养生长收藏之道，与春夏养阳、秋冬养阴之法，何等圆活，而愚人执守一说，不肯精求《灵》《素》，良可慨也！）

夫热在内，自然从五脏六腑及大小便中泄出。若以凉药泄热，吾恐热气未去一分，而元气已衰九分。尝观服转药一剂，则有五七日饮食脾胃不能复旧。况乎三焦暖热方能腐熟水谷，若一刻无火则肌肤冰冷，阳气脱尽而死矣。故《内经》止有沉寒痼冷之论，未有积热纯阳之说。纵然积热为病，一服转下便可解救。若阴寒为病，则四肢逆冷，死在须臾。古人立法，若狂言妄语，逾垣上屋诸大热证，亦要论其大便如何。数日不出者，有燥屎也，方下之，若大便如常，即不可下。（狂言妄语，逾垣上屋，自是热证，然有一种面青脉急，或面黑脉微，手足厥冷者，又属阴证。此系无附之阳，必死之证，若治之早或有生者。）

今人于并无以上热证，而亦概用寒凉转下，必欲尽去其热，吾不知将以何为生气。夫人身无热则阳气尽矣。此河间、丹溪遗讹后世，业医者不可以不察此弊也。

（十三）五等虚实

凡看病要审元气虚实，实者不药自愈，虚者即当服药，灸关元穴以固性命。若以温平药，亦难取效，淹延时日，渐成大病。（温平之药，近世所尚，旁人称其稳当，医士习于两歧，及至变成大病，惶急错投，误而又误。总由识见不真，遂尔因循贻害。）

虚病多般，大略分为五种，有平气、微虚、甚虚、将脱、已脱之别。平气者，邪气与元气相等，正可敌邪，只以温平药调理，缓缓而愈，如补中益气、小柴胡、八物汤是也。微虚者，邪气旺，正气不能敌之，须服辛温散邪之药，当补助元气，使邪气易伏，宜荜澄茄散、全真丹、来复丹、理中丸、姜附汤之类是也。甚虚者，元气大衰则成大病，须用辛热之药，浓味之剂，大助元阳，不暇攻病也。《经》云：形不足者，温之以气，精不足者，补之以味，即官桂、附子、鹿茸、河车之类是也。将脱者，元气将脱也，尚有丝毫元气未尽，唯六脉尚有些小胃气，命若悬丝，生死立待，此际非寻常药饵所能救，须灸气海、丹田、关元各三百壮，固其脾肾。夫脾为五脏之母，肾为一身之根。故伤寒必诊太溪、冲阳，二脉者，即脾肾根本之脉也。此脉若存则人不死，故尚可灸，内服保元丹、独骸大丹、保命延寿丹，或可保其性命。（单顾脾肾，乃先生学力大有根柢之论，盖肾为先天之原，脾为后天之本，资生资始，莫不由兹，故病虽甚而二脉中有一脉未散，扶之尚可延生。）若已脱则真气已离，脉无胃气，虽灸千壮，亦无用矣。(此五种证当于平时细心探讨,自然随机应变不致差讹。近世之医多尚寒凉,专行克伐,致使平气变虚,虚证变脱,及至三焦失运,神气改常,出入道乖,升降机息,而犹执邪气未尽,火热未除之说,朝凉暮削,不死不休,良可悲痛!)

(十四)述评

《扁鹊心书》为南宋窦材所撰,成书于南宋绍兴十六年(1146)前后。原刊本已佚,现存为清代胡珏参注,清代王琦校对重刊本。窦材,南宋真定(今河北省正定)人,生于公元1100年左右,官武翼郎,祖上四世业医。窦材学医,初习张仲景、王叔和、孙思邈、孙兆、初虞世、朱肱之书,"治小疾则可,治大病不效",后遇关中老医,从而师之,又精研《素问》《灵枢》,医术大进,疗效显著,被誉为"扁鹊再生"。材亦以扁鹊自任,欲"革古今医人之大弊,保天下苍生之性命",将其医术心法尽传于世,故其书命为《扁鹊心书》。《扁鹊心书》(简称《心书》)乃窦材"将追随先师所历之法,与己四十余年之所治验"所集而成,书中以《内经》为医学正传,分为3卷。卷上论经络、灸法、病理、虚实等施治原则,后附窦材灸法50条;卷中、下合述伤寒诸证和内伤杂病等约112种,兼及内、外、妇、儿各科疾病,并附以验案,下卷末列"周身各穴"26个。书末附"神方"卷。窦材十分重视灸法,是重灸派的中坚人物,其临证时虽针药并用,但却把灸法放在首位,认为:"医之治病用灸,如做饭用薪。""大病宜灸",全书倡用灸法,书中介绍的112种病证中约有81种使用了灸法,且列有"黄帝灸法"、"扁鹊灸法"、"窦材灸法"共84条。此外,还记载了40余例灸法验案,为灸法的应用提供了大量的实践经验,语言简洁,颇具特色。纵观全书,其特点有四:

1. 扶阳为本,灼艾第一

"保扶阳气"是窦材的主要学术思想之一。其在"住世之法"云:"年四十,阳气衰,而起居乏;五十体重,耳目不聪明矣;六十阳气大衰,阴痿,九窍不利,上实下虚,涕泣皆出矣。"指出随着年龄增加所出现的衰老之症,与人体阳气的盛衰变化息息相关,认为阳气乃决定人体生死存亡的关键之一。窦材受道家"阳精若壮千年寿,阴气加强必毙伤"的影响,认为医者要以"保扶阳气"为本,谓"盖人有一息气在则不死,气者阳所生也,故阳气尽必死",其不论是保健延年,还是诊治疾病,概以阳气为基础,且提出:"保命之法,灼艾第一,丹药第二,附子第三。"推艾灸为补阳第一要法。在保健方面,窦氏作歌诀曰:"灸取关元功力多，健体轻身无病疾。"并提出长生之法："人至三十，可三年一灸脐下三百壮；五十，可二年一灸脐下三百壮；六十，可一年一灸脐下三百壮，令人长生不老。"治病方面更有"医之治病用灸，如做饭需薪"之说，认为灸法"大有奇功"，曰："昔日华佗为曹操针头风，若于针处灸五十壮，则操之病永不再发。"

其书中有2/3的疾病皆运用了灸法，尤其是较严重的疾病，窦材更是提倡用灸，并著有《大病宜灸》一篇论述："世有百种余大病，不用艾灸、丹药，如何救得性命，劫得回病？"不仅要用灸，而且要早灸："若灸迟，真气已脱，虽灸亦无用矣；若能早灸，自然阳气不绝，性命坚牢。"要多灸："凡大病宜灸脐下五百壮"，灸的壮数少了，只可去小疾，驻命根则难。在一身之阳中，窦材最重脾肾之阳，认为"脾为五脏之母，后天之本，肾为一身之根蒂，先天之真源"，并选用命关（即今之食窦）、关元二穴增固脾肾之阳，据统计，此二穴为全身使用最多的穴位，尤其是关元穴，应用于30多种病症，为全书使用频次之最穴。

2. 选穴精少，施灸量多

窦材在选穴上力求精少。其《心书》下卷后列有周身各穴26个（巨阙、中脘、神阙、阴交、气海、石门、关元、天柱、肺俞、心俞、肝俞、脾俞、肾俞、腰俞、涌泉、承山、三里、中府、食窦、大突、地仓、上星、前顶、目窗、脑空、风府），灸疗所选之穴有23个，用于治疗81种病证。每一病证一般1穴，多则2~3个穴。根据窦氏重脾肾之阳的学术思想，其选穴多取任、脾、肾之经脉穴，尤其是关元、命关二穴。

命关即脾经之食窦穴，窦材认为："此穴属脾，能接脾藏真气，治三十六种脾病。一切大病属脾者并皆治之。"关元更为固闭元气之要穴，窦材用灸之以救肾气。在施灸量方面，窦氏认为灸用壮数多可治大病，驻命根。遇久病、重病，灸用壮数常在百壮以上，如治暴注一案，灸命关二百壮；肾厥头疼一案，灸关元五百壮；梦泻一案，灸关元五百壮等。在保健施灸方面，更是提倡多灸，可延寿而长生，并举例道："绍兴年间一盗贼，年至九十，精彩腴润，问其长寿之术，答曰'无也，唯火力尔'。每夏秋之交，即灼关元千灶，久久不畏寒暑，累日不饥。"

在艾炷大小方面，窦材指出："凡灸大人，艾炷须如莲子，底阔三分，灸二十壮后，却减一分，务要紧实。若灸四肢及小儿，艾炷如苍耳子大。灸头面，艾炷如麦粒子大。"

3. 麻醉施灸，灸药合用

窦材首创了麻醉施灸。古代的灸法通常是以艾炷直接着肤灸，会造成一定的疼痛，不易为病人接受，窦材因此创立了睡圣散，使病者服后"昏不知痛"，顺利施灸。睡圣散由山茄花、火麻花（据清代胡珽所注：山茄花即曼陀罗花，火麻即大麻，为当时外科所用麻药）研末而成，每服三钱，小儿一钱，茶酒任下，服后即昏睡，一服可灸五十壮，醒后再服再灸。此法窦材曾亲验之："其睡圣散余自用灸膝神效，放心服之，断不误人。"睡圣散不仅用于艾灸止痛，还可用于癫狂病人和小儿等不易配合灸疗者，且无毒副作用，扩大了灸疗的临床应用。窦氏不仅倡导灸前用药，且灸后也常用保元丹、姜附汤等药加强巩固疗效。如治中风一证即："先灸关元五百壮，五日便安。次服保元丹一二斤，以壮元气；再服八仙丹、八风汤则终身不发。"事实上，窦氏是根据其"扶阳为本"的中心思想，治疗疾病时处处以固护阳气为主，而护阳之法，窦氏认为"灼艾第一，丹药第二，附子第三"，故常以艾灸与丹药合用，以取得最佳疗效，由此可见窦氏对灸法运用之灵活。

4. 证治广泛，案例丰富

窦材在《心书》下卷所列的病症中，约有80种使用了灸法，涉及伤寒、内、外、妇、儿、五官等各科杂病，证治广泛，案例丰富。在内科方面，窦氏首次提出"伤寒四经见证"，并将灸法用于各经变证的治疗，如太阳经证误用凉药变为阴证"六脉沉细，发厥而死"，则"急灸关元，乃可复生"。对于中风、鼓胀、水肿、休息痢等大病顽疾，主张灸命关、关元数百壮，以保脾肾之气，可得转机。如水肿一证："先灸命关二百壮，服延寿丹、金液丹，或神草丹，甚者姜附汤，五七日病减，小便长，大便实或润，能饮食为效。"外科方面主要阐述了破伤风、疝气、阴茎出脓、肠痔、瘰疬等证的灸治，亦多以虚证论治，灸关元、命关百壮。妇科方面主要阐述了血崩、带下、脐中及下部出脓水、妇人卒厥、产后虚劳等证的灸治。对于血崩一证，若出血量大而出现休克，则"急灸石门穴，其血立止"，这些均值得进一步研究。儿科方面主要记述了惊风、斑疹、吐泻等几种常见病症的灸治方法，其中指出小儿斑疹中黑疱斑、缩陷二证若误用凉药治之则十无一生，当"于脐下一寸，灸五十壮，则十分无事"。

更具特色的是，窦氏还在喉痹、虚劳、中风、鼓胀、消渴等20余种病症后列出40余个验案，在上卷的"住世之法"、"大病宜灸"、"三世扁鹊"、"要知缓急"等论述中亦列举了一些验案，多为其临证所得，为灸法的卓著疗效提供了有力的证据。

《心书》中首次运用麻醉施灸法，增强了灸法的实践性。全书以固护阳气为本，突出了灸法培补元阳的作用，为灸疗学的发展做出了一定的贡献。

附录：

（一）《内经》灸法

《素问·异法方宜论》云：北方者，天地所闭藏之域也，其地高陵居，风寒冰冽，其民乐野处而乳食，藏寒生满病，其治宜炳；故灸炳者，亦从北方来。

《素问·骨空论》云：灸寒热之法，先灸项大椎，以年为壮数，次灸橛骨，以年为壮数。视背俞陷者灸之，举臂肩上陷者灸之，两季胁之间灸之，外踝上绝骨之端灸之，足小趾次趾间灸之，腨下陷脉灸之，外踝后灸之，缺盆骨上切之坚痛如筋者灸之，膺中陷骨间灸之，掌束骨下灸之，脐下关元三寸灸之，毛际动脉灸之，膝下三寸分间灸之，足阳明跗上动脉灸之，巅上一灸之，犬所啮之处灸之三壮，即以犬伤病法灸之。凡当灸二十九处。伤食灸之，不已者，必视其经之过于阳者，数刺其俞而药之。

《素问·骨空论》云：大风汗出，灸谚譆，谚譆在背下侠脊傍三寸所，厌之，令病人呼谚譆，谚譆应手。

《素问·骨空论》云：失枕在肩上横骨间，折使榆臂，齐肘正，灸脊中。

《素问·调经论》云：燔针劫刺其下及与急者，病在骨，焠针药熨。

《素问·血气形志》云：形乐志苦，病生于脉，治之以灸刺；形苦志乐，病生于筋，治之以熨引。

《素问·刺疟篇》云：疟脉小实。急灸胫少阴……

《灵枢·寿夭刚柔》云：帝曰：刺寒痹内热奈何？伯高答曰：刺布衣者，以之焠之；刺大人者，以药熨之。

《灵枢·寿夭刚柔》云：帝曰：药熨奈何？伯高答曰：用淳酒二十升，蜀椒一升，干姜一斤，桂心一斤，凡四种，皆㕮咀，渍酒中，用绵絮一斤，细白布四丈，并内酒中，置酒马矢煴中，盖封涂，勿使泄。五日五夜，出布绵絮，曝干之，干复渍，以尽其汁。每渍必晬其日，乃出干，干，并用滓与绵絮，复布为复巾，长六七尺，为六七巾。则用之生桑炭炙巾，以熨寒痹所刺之处，令热入至病所，寒复炙巾以熨之，三十遍而止。汗出以巾拭身，亦三十遍而止。起步内中，无见风。每刺必熨，如此病已矣，此所谓内热也。

《灵枢·通天》云：古之善用针艾者，视人五态，乃治之，盛者泻之，虚者补之。

《灵枢·官针》云：凡刺有九，以应九变。……九曰焠刺，焠刺者，刺燔针则取痹也。

《灵枢·官能》云：针所不为，灸之所宜，上气不足，推而扬之；下气不足，积而从之；阴阳皆虚，火自当之；厥而寒甚，骨廉陷之，寒过于膝，下陵三里，阴络所过，得之留之，寒入于中，推而行之；经陷下者，火则当之，结络坚紧，火所治之。

《灵枢·刺节真邪》云：宗气留于海，其下者，注于气街，其上者，走于息道。故厥在于足，宗气不下，脉中之血，凝而留之，弗之火调，弗能取之。

《灵枢·刺节真邪》云：上寒下热，先刺其项太阳，久留之，已刺则熨项与肩胛，令热下合乃止，此所谓推而上之者也。上热下寒，视其虚脉而陷之于经络者，取之，气下乃之，此所谓引而下之者也。

《灵枢·痈疽》云：发于肩及臑，名曰疵痈。其状赤黑，急治之，此令人汗出至足，不害五脏，痈发四五日，逞焫之。

《灵枢·痈疽》云：发于胁，名曰败疵。败疵者，女子之病也，灸之，其病大痈脓，治之，其中有肉乃生，大如赤小豆，剉𬂩翘草根各一升，以水一斗六升煮之，竭为取三升，则强饮厚衣，坐于釜上，令汗出至足，已。

《灵枢·寿夭刚柔》中云：黄帝曰：……或有导引行气，乔摩、灸、熨、刺、焫，饮药之一者，可独守耶，将尽行之乎？岐伯曰：诸方者，众人之方也，非一人之所尽行也。

《灵枢·论痛》云：人之骨强筋弱肉缓，皮肤厚者耐痛，其于针石之痛，火亦然。

《灵枢·论痛》）黄帝曰：其耐火焫者，何以知之？少俞答曰：加以黑色而美骨者，耐火焫。黄帝曰：其不耐针石之痛者，何以知之？少俞答曰：加以黑色而美骨者，耐火焫。黄帝曰：其不耐针石之痛者，何以知之？答曰：坚肉皮薄者，不耐针石之痛，于火焫亦然。

《灵枢·上膈》云：微按其痈，视其所行，先浅刺其傍，稍内益深，还而刺之，毋过三行，察其沉浮，以为深浅。已刺必熨，令热入中，日使热内，邪气益衰，大痈乃溃。伍以参禁，以其除内，恬憺无为，乃能行气，后以咸苦，化谷乃下矣。

《灵枢·经脉》云：气虚则肩背痛，寒，少气不足以息，溺色变，……陷下则灸之。虚则补之，……寒则留之，陷下则灸之，不盛不虚，以经取之。

《灵枢·禁服》云：盛则徒泻之，虚则徒补之，紧则灸刺，且饮药，陷下则徒灸之。不盛不虚，以经取之，所谓经治者，饮药，亦曰灸刺，脉急则引，脉大以弱，则欲安静，用力无劳也。

《灵枢·背腧》云：以火补者，毋吹其火，须火自灭也；以火泻者，疾吹其火，传其艾，须其火灭也。

《灵枢·背腧》云：胸中大腧，在杼骨之端，肺腧三焦之间，心腧在五焦之间，膈腧在七焦之间，肝腧在九焦之间，皆挟脊相去三寸所，则欲得而验之，按其处，应在中而痛解，乃其腧也。灸之则可，刺之则不可。气盛则泻之，虚则补之。

《灵枢·周痹》云：故刺痹者，必先切循其下之六经，视其虚实，及大络之血结而不通，及虚而脉陷空者而调之，熨而通之。

《灵枢·癫狂》云：治癫疾者，常与之居，察其所当取之处。病至，视之有过者泻之，置其血于瓠壶之中，至其发时，血独动矣，不动，灸穷骨二十壮。穷骨者，骶骨也。

《灵枢·癫狂》云：脉癫疾者，暴仆，四肢之脉皆胀而纵，脉满，尽刺之出血，不满，灸之挟项太阳，灸带脉于腰相去三寸，诸分肉本输。

《灵枢·癫狂》云：狂而新发，未应如此者，先取曲泉左右动脉。及盛者见血，有顷已，不已，以法取之，灸骶骨二十壮。

《灵枢·始终》云：人迎与脉口俱盛三倍以上，命曰阴阳俱溢，如是者不开，则血脉闭塞，气无所行。流淫于中，五藏内伤。如此者，因而灸之，则变而勿为他病矣。

《灵枢·经水》云：其脏之坚脆，腑之大小，谷之多少，脉之长短，血之清浊，气之多少，十二经之多血少气，与其少血多气，与其皆多血气，与其皆少血气，皆有大数，治其以针艾，各调其经气，固其常有合乎。

《灵枢·经水》云：夫经水之应经脉也，……其少长、大小、肥瘦，以心撩之，命曰法天之常，灸之亦然。灸而过此者，得恶火则骨枯脉涩。

（二）《内经》灸法述评

《黄帝内经》（简称《内经》）是我国现存最早也是最重要的一部医学经典。两千多年来，它的哲学、理论、思想、原则一直处于最高地位，指导着中医的理论发展和临床实践。现在一般认为，《内经》成书于战国时期，"黄帝"的名字，不过是后人的假托。在它汇编成书以后，两汉时代或更晚一些时期的学者又作了修订和补充。

《黄帝内经》书名，最早记录于《汉书·艺文志》。今日所谓的《黄帝内经》，包括了《素问》和《灵枢》两大部分，各有81篇章，内容十分广泛。《素问》论述了中医基本理论、脏腑、病因、病机、病症、诊法、治疗原则以及针灸、养生、保健等；《灵枢》除了论述脏腑功能、病因病机之外，着重论述了经络、腧穴、针具、针法及治疗原则等。《内经》一书主要论述中医的基础理论，其中临床医学涉及的药物方剂甚少，却用了大量篇幅记述针灸医学内容，正如汪机《针灸问对》云："《内经》治病，汤液醪醴为甚少，所云服饵之法才一二，而灸者四五，其他则明针法，无虑十八九。"

据统计，《内经》中主要论述针灸内容的篇章共57篇（《灵枢》37篇，《素问》20篇），以阐述中医基础理论为主要内容并涉及针灸内容的还有11篇（《灵枢》8篇，《素问》3篇）。书中多处引述"九针"（又名"针经""针论"）、"刺法""经脉"等远古文献，反映了在此之前针灸医学就略成规模。《内经》的成书，是我国针灸发展史上的第一座丰碑，标志着战国秦汉时期，针灸学就已有了较系统的理论，并已发展成为一门重要的临床学科。

灸法作为针灸学的重要组成部分，《内经》中自然也有不少体现和论述。相对于系统的针刺理论而言，灸法论述则较为零散且简略。但这些简略的论述，却阐明了灸法的一些重要学术思想、法则及具体应用，如灸法来源、灸法作用、施灸原则、适应证及禁忌证、灸法补泻、临床应用等。这给后世灸法的发展提供了思路，指明了方向。纵观全书，其灸法特点主要有以下几方面。

1. 灸自北方，艾草为佳

《内经》中从地理学角度阐述了中医各种治法的渊源，指出灸法来自于北方。《素问·异法方宜论》云："故砭石者，亦从东方来……故毒药者，亦从西方来……故灸焫者，亦从北方来……故九针者，亦从南方来。"这些治疗方法的产生，与当地的气候环境、生活习惯、饮食结构、疾病性质等有密切关系。灸法的产生，乃由于"北方者，天地所闭藏之域，其地高陵居，风寒冰冽，其民乐野处而乳食，脏寒生满病，其治宜灸焫"。由于艾灸具有温热的性质，可以治疗寒性疾病，故北方流行灸法。由此可见，以灸治病，首先利用的是艾火温热之性。这里实际上还蕴含着"因地治宜"的思想，治有所宜，当然治亦有所限。拓展开来，这里也有"三因治宜"思想，治疗方法的选择，当因人、因时、因地治宜，丰富变化，综合选择，不可固化单一。

"灸焫"疗法，在殷商时即已普遍应用。甲骨文中的"焫"字，手所持的草束火炷虽不能肯定为艾草，但无疑是用以治病的草炷。实际上，古人发明"灸炳"治病，起初只取其温热以驱寒，并不限于什么特定的草。《说文解字》：
"炳，烧也。"至西周，灸炳可能已选用艾草，因为《诗经》已记载"采彼艾
兮"。《内经》时代，"灸炳"疗法即已明确以艾为原料。书中灸法的相关论述，
均可见"灸"与"艾"相提并论，甚至互换。如《灵枢·经水》云："刺之深浅，
灸之壮数……天至高，不可度，地至广，不可量……其治以针艾，各调其经
气。"《灵枢·背腧》云："以火泻者，疾吹其火，传其艾，须其火灭也。"《灵枢·
通天》云："古之善用针艾者，视人五态乃治之。"《素问·汤液醪醴论》云："当
今之世，必齐毒药攻其中，镵石针艾治其外也。"艾绒最终能成为灸火外治法的
原材料，这与艾绒火力强、持久、性味辛香走窜有关，热以驱寒，辛以通络，为
治疗寒性冷凝疾病的上佳材料；当然，这还与艾叶生长广泛、易于采集分不开。

2. 寒证用灸，陷下灸之

因灸法具有温热作用，故灸法多用于寒证。《内经》在阐明灸法渊源时即有
明确论述。《灵枢·禁服》云："陷下者，脉血结于中，中有著血，血寒，故宜灸
之。"《灵枢·刺节真邪》云："治厥者，必先熨调和其经。"《灵枢·官能》云："厥
而寒甚，骨廉陷下，寒过于膝，下陵三里。"这些都是灸法温通作用的进一步具
体应用，灸能温经通脉，通阳散寒，行气活血。

"热证"可否用灸，《内经》并没有明显的条文，但《灵枢·痈疽》中有灸治
"热盛则肉腐"之痈证的记载。"发于肩及臑，名曰疵痈，其状赤黑，急治之，此
令人汗出至足，不害五脏，痈发四五日，逞炳之。"此可谓开热证用灸之先河。
后世医家在热证用灸上亦多有见解和发挥，如《千金要方》《骨蒸病灸方》《肘后
方》等著作中均载灸能治热证，且运用于临床各科。当然，亦有不少医家主张热
证忌灸，在此不再赘述。

《内经》中多次提到"陷下则灸之"，如《灵枢·经脉》中每条经脉证治论述
都提到"盛则泻之，虚者补之，热则疾之，寒则留之，陷下则灸之，不盛不虚以
经取之"；《灵枢·禁服》载经脉气血多寡时，亦提到"盛则泻之，虚则补之，紧
痛则取之分肉，代则取血络且饮药，陷下则灸之，不盛不虚，以经取之"，"陷下
则徒灸之"；《灵枢·官能》"经陷下者，火自当之"；《灵枢·邪气脏腑病形》"视其
脉陷下者，灸之"。这些均言灸法能用于阳气虚损之证，认为灸有升阳举陷、补
中益气、回阳固脱、救逆复脉的功效。

3. 针所不为，灸之所宜

《灵枢·官能》一句"针所不为，灸之所宜"，凸显了灸法地位和价值。针和
灸各有特点也各有优势，并不能完全互相替代。如"上气不足"，当以针"推而

扬之"；"下气不足"，当以针"积而从之"，而"阴阳皆虚"，则当用灸"火自当之"，"经陷下者，火则当之"，"结络坚紧，火所治之"。《灵枢·刺节真邪》"厥在于足，宗气不下，脉中之血，凝而留止，弗之火调，弗能取之"，即言寒厥之证，不用灸法，则难以取效。《灵枢·背腧》云："则欲得而验之，按其处，应在中而痛解，乃其腧也。灸之则可，刺之则不可。"背俞穴可灸而不可刺，概因背俞穴下紧邻肺、心等重要脏器，用灸较为安全。

虽针与灸各有所长，但两者结合则可相互补充、协同增效。《内经》中亦多处提到针与灸并用的情况。《灵枢·禁服》云："盛则泻之，虚则补之，紧则先刺而后灸之"，指出脉紧则先用针刺而后用灸疗；又《灵枢·癫狂》云："狂而新发……不已，以法取之，灸骨骶二十壮"，阐述了治疗癫狂先用针刺后用灸法。亦有先灸后针的运用，如《灵枢·刺节真邪》云："入脉犹是也，治厥者，必先熨调和其经……此所谓以解结者也"，强调了在治疗厥病时，须先用温熨的方法调和经脉，待温热之气通达各处，血脉恢复正常运行，然后再取穴针刺。这些观点无疑对于针灸临床应用具有重要的指导意义。

4. 灸有补泻，治有法则

《灵枢·背腧》云："以火补者，毋吹其火，须自灭也。以火泻者，疾吹其火，传其艾，须其火灭也。"此语被认为是灸法补泻术之滥觞，灸徐而火力温则有补虚功效，灸疾而火力猛则有泻实作用。灸分补泻，灸能泻实，这也为后世热证可灸观点奠定了理论基础，如上文热证用灸讨论。明代医家龚居中在《红炉点雪》中指出，灸法用于寒热虚实诸证，无往不宜。汪机在《针灸问对》中阐释道："虚者灸之，使火气以助元气也；实者灸之，使实邪随火气而发散也；寒者灸之，使其气复温也；热者灸之，引郁热之气外发，火就燥之义也。"

《内经》中有不少地方指出了灸法应用的一些原则和宜忌。《灵枢·四时气》论述灸治与四时气候的密切关系，灸治当以"得气穴"为重，其载："黄帝问于岐伯曰：夫四时之气，各不同形，百病之起，皆有所生，灸刺之道，何者为定？岐伯答曰：四时之气，各有所生，灸刺之道，得气穴为定。"

《灵枢·经水》云："夫经水者，受水而行之……合而以治奈何？刺之深浅，灸之壮数，可得闻乎？岐伯答曰：善哉问也！天至高，不可度，地至广，不可量，此之谓也……其治以针艾，各调其经气，固其常有合乎？""其少长大小肥瘦，以心撩之，命曰法天之常。灸之亦然。"此处以天人相应观点，言灸之壮数多寡应与十二经脉经水之多寡相合，适度施灸。对病人体质，医家应心中了然，手中施治与之应。此所谓法天则地，因人施灸。若灸而不顾体质与经脉情况，施灸过度，"灸而过此者得恶火，则骨枯脉涩"。十二经脉气血皆有大数。《素问·血气形志篇》云："太阳常多血少气，少阳常少血多气，阳明常多气多血，少阴常少血多气，厥阴常多血少气，太阴常多气少血。"《灵枢·通天》云："古之善用针艾者，视人五态乃治之，盛者泻之，虚者补之。"这里亦有因人施灸的观点。人之五态奈何？"盖有太阴之人，少阴之人，太阳之人，少阳之人，阴阳和平之人，凡五人者，其态不同，其筋骨气血各不等。"另《内经》中还记载了"随年灸"，如《素问·骨空论篇》云："灸寒热之法，先灸项大椎，以年为壮数；次灸橛骨，以年为壮数。"这些都是因人施灸、施灸多寡的典范。

《内经》中亦对灸治禁忌略有论述。《灵枢·终始》云："少气者，脉口、人迎俱少，而不称尺寸也。如是者，则阴阳俱不足，补阳则阴竭，泻阴则阳脱。如是者，可将以甘药，不愈可饮以至剂。如是者弗灸，不已，因而泻之，则五脏气坏矣。""人迎与脉口俱盛三倍以上，命曰阴阳俱溢，如是者不开，则血脉闭塞，气无所行，流淫于中，五脏内伤。如是者，因而灸之，则变易而为他病矣。"指出阴阳俱虚、阴阳俱溢的情况不宜用灸。另《素问·腹中论》云："有病膺肿颈痛胸满腹胀，此为何病？何以得之？岐伯曰：名厥逆。帝曰：治之奈何？岐伯曰：灸之则瘖，石之则狂，须其气并，乃可治也。帝曰：何以然？岐伯曰：阳气重上，有余于上，灸之则阳气入阴，入则瘖；石之则阳气虚，虚则狂；须其气并而治之，可使全也。"指出阳气重于上之厥逆不可轻易用灸，须待阳气从上而降阴气从下而升，阴阳相并，而后可治。《素问·奇病论》云："帝曰：病胁下满，气逆，二三岁不已，是为何病？岐伯曰：病名息积，此不妨于食，不可灸刺，积为导引服药，药不能独治也。"此言息积病不可灸刺，盖灸则火热内烁，刺则气泻经虚也。

5. 灸之应用. 颇为丰富

《内经》中具体讨论用灸治疗的病症约有16种，如胆病、癫狂、痛痹、寒厥、疣痛、败疵、风寒痹、瘾证、疟疾、厥逆、颈痛、大风汗出、失枕、寒热证、犬伤、伤食等。病种虽不多，但其中蕴含的灸法应用思想颇为丰富。如《灵枢·癫狂》论灸治癫疾："治癫疾者，常与之居，察其所当取之。病至，视之有过者泻之，置其血于瓠壶之中，至其发时，血独动矣，不动，灸穷骨二十壮。穷骨者，骶骨也。""脉巅疾者，暴仆，四肢之脉皆胀而纵。脉满，尽刺之出血；不满，灸之挟项太阳，灸带脉于腰相去三寸，诸分肉本输。""狂而新发，未应如此者，先取曲泉左右动脉，及盛者见血，有顷已，不已，以法取之，灸骨骶二十壮。"这里提到了灸法的壮数应用。而《素问·骨空论》云："灸寒热之法，先灸项大椎，以年为壮数；次灸橛骨，以年为壮数。"这里则提到了"随年灸"的应用。《灵枢·官能》云："不知所苦，两跷之下，男阳女阴，良工所禁。"指出有不知确切部位的病痛，当灸阳跷所通的申脉穴和阴跷所通的照海穴，而且言明有男性灸阳跷和女性灸阴跷之区分。该篇又云："厥而寒甚，骨廉陷下，寒过膝，下陵三里。"是言寒过膝部或骨边之肌肉下陷者，灸足三里穴。《素问·玉机真脏论》还提到了灸法应用的一种辨证思想，即病之传变不同，灸法应用亦不同。"今风寒客于人，使人毫毛毕直，皮肤闭而为热，当是之时，可汗而发也；或痹不仁肿痛，当是之时，可汤熨从火灸刺而去之。弗治，病入舍于肺，名曰肺痹，发咳上气……弗治，肾传之心，病筋脉相引而急，病名曰瘛，当此之时，可灸可药。"

6. 结语

《内经》一书中关于灸法的论述，相比于针刺理论要简略得多，且散在而不系统。该书所言之灸法学理论，虽处于起步阶段，但已明确提出了灸法理论及应用的一些基本思想和原则，展现了大致的轮廓；其中亦不乏灸法的辨证思想和整体观念。这些都为后世灸法的发展奠定了基础，同时也对灸法学理论的形成与发展产生了深远的影响。

（三）仲景灸法

《伤寒论·6条》云：风温为病，脉阴阳俱浮，自汗出，身重，多眠睡，鼻息必鼾，语言难出，……若被火者，微发黄色，剧则如惊痫，时瘛疭，若火熏之，一逆尚引日，再逆促命期。

《伤寒论·6条》云：烧针令其汗，针处被寒，核起而赤者，必发奔豚，气从少腹上冲心者，灸其核上各一壮，与桂枝加桂汤，更加桂二两。

《伤寒论·111条》云：太阳中风，以火劫发汗，邪风被火热，血气流溢，失其常度。两阳相熏灼，其身发黄，阳盛则欲衄，阴虚小便难，阴阳具虚竭，身体则枯燥，但头汗出，剂颈而还，腹满微喘，口干咽烂，或不大便，久则谵语，甚则至哕，手足燥扰，捻衣摸床，小便利者，其人可治。

《伤寒论·112条》云：伤寒脉浮，医以火迫劫之，亡阳，必惊狂，卧起不安者，桂枝去芍药加蜀漆牡蛎龙骨救逆汤主之。

《伤寒论·113条》云：形作伤寒，其脉不弦紧而弱，弱者必渴。被火，必谵语。弱者发热脉浮，解之当汗出愈。

《伤寒论·115条》云：脉浮热甚，而反灸之，此为实，实以虚治，因火而劫，必咽燥吐血。

《伤寒论·116条》云：微数之脉，慎不可灸，因火为邪，则为烦逆，追虚逐实，血散脉中，火气虽微，内攻有力，焦骨伤筋，血难复也。

《伤寒论·118条》云：火逆下之，因烧针烦躁者，桂枝甘草龙骨牡蛎汤主之。

《伤寒论·204条》云：少阴病，得之一二日，口中和，其背恶寒者，当灸之。

《伤寒论·221条》云：阳明病，脉浮而紧，咽燥口苦，腹满而喘，发热汗出，不恶寒，反恶热，身重，……若加温针，必怵惕，烦躁不得眠……。

《伤寒论·292条》云：少阴病，吐利，手足不逆冷，反发热者，不死，脉不至者，灸少阴七壮。

《伤寒论·325条》云：少阴病，下利，脉微涩，呕而汗出，必数更衣，反少者，当温其上，灸之。

（四）语录选粹

《名医别录》——

艾叶苦、微温，无毒，主灸百病。

《外台秘要》全篇言灸——

灸法特有奇能，虽曰针、汤、药所不及。

《丹溪心法》——

大病虚脱，本是阴虚，用艾条灸丹田者，所以补阳，阳生则阴长也。

《本草纲目》——

灸之透诸经，治百病，起沉疴之人为康泰，其功亦大矣。

《千金要方》——

若要安，三里常不干。

《医学入门》——

药之不及，针之不到，必须灸之。

《针灸资生经》——

若要安，丹田（关元）三里莫要干。

《小品方》——

夫针须师乃行，其灸凡人便施。

《红炉点雪》——

灸法之功，难以枚举，凡虚实寒热，轻重远近，无往不宜。

火有拔山之力……一灸胜于多药矣。

《针灸大成》——

在膜理，非熨焫不能以达。

《针灸易学》——

灸疮必发，去病如把抓。

《备急灸法》——

仓促救人者，唯灼艾为第一。

《神灸经纶》——

夫灸取于人，火性热而至速，体柔而刚用，能消阴翳，走而不守，善入脏腑，取艾之辛香做炷，能通十二经，走三阴，理气血，治百病，效如反掌。

《医宗金鉴》——

凡灸诸病，必火足气到，始能求愈。

《本草从新》——

艾叶纯阳之性，能回垂绝之阳，通十二经……以之灸火，能透诸经而治百病。

《本草汇言》——

艾叶……烧则热气内行，通筋入骨，走脉流经，故灸百病，开关窍，醒一切沉痼内闭诸疾……灸之立起沉疴。

《本草经疏》——

艾叶禀天地之阳气以生……烧则热气内注，通经入骨，故灸百病。

《本草分经》——

纯阳香燥，能回垂绝之元阳，通行十二经……以火灸之能透诸经而除百病。

《本草正义》——

古人灸法，本无一症不可治，艾之大用，惟此最多。

《医学衷中参西录》——

筋骨诸病或沉疴之疾，灸之尤为得力，真济世活人之慈航哉。

《中医临床家丛书·承淡安》——

灸穴勿多，热足是匀。灸至溃脓，病痼当除。

（五）综合述评

《扁鹊心书》书中最为推崇重灸法，后世亦称为扁鹊灸法，也称为化脓灸法，还可称为直灸法、瘢痕灸法等。本法主要是使灸疗部位化脓，故又称为化脓灸，顾名思义，就是需要人为制造感染的一种灸法。早在两千年前就已经被民间广泛运用。作为灸法的一种，它和针刺一起占了《黄帝内经》很大的篇幅，可见它在传统中医学中的重要地位。

《针灸资生经》多处提道："虚者灸之，使火气助元气也；实者灸之，使实邪随火气发散也；寒者灸之，使其气复温也；热者灸之，使热邪随火气发散也！"《灵枢·官能》中云："针所不为，灸之所宜。阴阳俱虚，火之当之。经络坚紧，火所治之。陷下则灸之。"可见灸法在传统中医学领域的运用之广。

《千金方》云："宦游吴蜀，体上常须三两处灸之，勿令疮暂瘥，则瘴疬、温疟毒气不能着人，故吴蜀多行灸法。"故云："若要安，三里常不干。"有风者，尤宜留意。意思是说，如果去吴蜀那些湿气重的地方，一定要在身体上化脓灸三两个地方，不要让灸疮那么快就愈合，那么，身体就不会感染到瘴疬、温疟之气。所以说，要是想身体健康，足三里就要常常灸，使灸疮常常有分泌物排泄。可见，在唐朝，古人就已经对灸法进行了深入研究，并对化脓灸有了足够的重视和广泛运用。

对于灸疮在一段时间内的炎症反应，很多不明真相者谈虎色变，患者们也会忧心忡忡，担心因此导致炎症感染，不能收口。其实大可不必，首先，灸疮的形成就与外伤导致的细菌性感染有本质的区别，前者是热量累积后导致的伤口，后者是某种细菌导致的感染。前者是一种人为的非细菌性炎症，目的是延长对局部区域的刺激量，以形成长效刺激。

《针灸资生经》云："凡着艾得疮发，所患皆瘥，若不发，其病不愈。"意思是：凡是灸艾引起的疮疱得以化脓发作，所患得疾病就能够得到痊愈。如果灸疮不能化脓发作，那么疾病就不会得到根除。

《针灸甲乙经》更是对灸疮不发，详细描述了诱发灸疮化脓的办法："灸疮不发者，用故履灸令热，熨之，三日即发……亦有恐气血衰不发，服四物汤，滋养血气，不可一概论也……古人贴灸疮，不用膏药，要得脓出多而疾除……而欲其速愈，此非治疾之本意也……若速愈，恐病根未除也。倘疮口易收，而病气不得出也。"（灸疮形成却不能成熟作脓者，用旧鞋子烤热后覆盖灸疮，3天左右就发作化脓了……也有担心患者气血虚衰不能使灸疮发作的，就让他内服中药四物汤，滋养他的血气……古代的人不用收疮的膏药贴敷，因为一定要使灸疮多多出脓，这样才可以令疾病根除……如果疮口很快愈合，致病的毒气就不能全部出来。）——这段话充分说明了化脓灸的作用，主要就是造成灸疮以形成慢性刺激。当灸疮形成之后，火的作用已不复存在，但灸疮的过程在整个灸法治疗中产生了持久而巨大的作用。

《孟子》也曾说："七年之病，求之三年之艾。"意思是说，像7年这样长时间的痼疾，一定要连续进行3年的艾灸才会痊愈。

金观元在《临床针灸反射学》里说道："由艾灸衍生的有痕灸（透热灸或化脓灸），尤其是化脓灸也符合延久刺激的原则……尽管貌似'残酷'，受刺激处皮肤要化脓一段时间，但能保持每天都有持续的刺激信息输入。化脓灸是在反射区或反应点上留下一个时间较长的刺激源。这对于慢性、顽固的疾病不失是一种值得一试的疗法……但只结痂而不留永久瘢痕的透热疗法，在日本仍是一种重要的灸疗方法……当应用常规针灸治疗而疗效不理想，可采用各种作用较为强烈且延续较久的刺激方式，以提高疗效。"

周楣声教授在《灸绳》中对化脓灸进行了评述："举凡全身各个系统之陈年痼疾，以及药物难以为力的病症几乎皆可包罗……用之得当，均可收奇效、显效与有效的不同效果。有的病例可立即生效，但大多数患者可无任何反应。等待灸疮发作，焦痂脱落，分泌物增加时，效果为最好，待5~6周后，灸疮开始干燥，效果也就有所减弱，如症状仍然存在，可以在原处反复加强，持之以恒，以图巩固。"同时，在《灸绳》中记录了他大量应用灸法，治疗发热、脑炎等疑难杂病的经验。

笔者经过数十年的临床尝试与探索过程，在临床上广泛与大量运用直灸法，治疗大病、重病、危证等数万例以上，取得了良好的临床疗效，所以积极推广该灸法与扶阳中药法密切联系，使其临床疗效进一步得到提高。

二、郑钦安扶阳医论选

火神派肇始于《黄帝内经》，如书中所云："阳气者若天与日，失其所则折寿而不彰。"因为人类的文明是从用火开始的，一切动力皆来源于火，能源不过是藏火之物。火者，活也，气也。扶阳法，发展于张仲景的《伤寒论》，其书主题鲜明地指出"扶阳气，益阴液"，乃是活人之心法。发扬光大于郑钦安的《医理真传》与《医法圆通》，倡导以火立极，生命在水火交融，火为主，水为从，阳主阴从，务实阴阳辨证，火神派扶阳理念由此而生。学习与了解郑钦安扶阳学术思想，对于灸法扶阳的作用机理将更加明了，灸法与扶阳方药相结合，使人体之阳气更易得到扶助。

（一）郑钦安《医理真传》原叙

医学一途，不难于用药，而难于识症。亦不难于识症，而难于识阴阳。阴阳化生五行，其中消长盈虚，发为疾病，万变万化，岂易窥测？诊候之际，犹多似是而非之处，辨察不明，鲜有不误人者也。

余蜀南临邛人也，迁居于成都省城，学医于止唐刘太老夫子，指示《黄帝内经》《周易》太极、仲景立方、立法之旨。余沉潜于斯二十余载，始知人身阴阳合一之道，仲景立方垂法之美。所览医书七十余种，每多各逞己见，亦未尝不讲仲景之法，然或言病而不道其病之所以然，或言方而不探其用方之所以妙，参差间出，使人入于其中而茫然。近阅闽省陈修园医书一十三种，酌古准今，论深注浅，颇得仲景之微，亦且明透。其中分阴分阳之实据，用药活泼之机关，间有略而未详者。余不揣鄙陋，以管窥之见，谨将乾坤化育，人身性命立极，与夫气机盈缩，内因、外因，阳虚、阴虚病情实据，用方用法，活泼圆通之妙，详言数十条，以明仲景立法垂方之苦心，亦足以补修园先生之未逮。

因志在活人，遂不知其言之妄也，高明谅之。

（二）乾坤大旨

☰乾为天，属金，纯阳也。称为老父、老阳、老子，又名曰龙。☷坤为地，属土，纯阴也。称为老母、老阴。乾坤交媾，化生六子。乾之初爻，乘于坤之初爻，而生长男，震也。乾之二爻，乘于坤之二爻，而生中男，坎也。乾之三爻，乘于坤之三爻，而生少男，艮也。故曰：乾道成男（初爻、二爻、三爻，喻乾金真精真气发泄之次序也）。坤之初爻，乘于乾之初爻，而生长女，巽也。坤之二爻，乘于乾之二爻，而生中女，离也。坤之三爻，乘于乾之三爻，而生少女，兑也。故曰：坤道成女（初爻、二爻、三爻，喻坤土真阴流露之度数也）。乾坤六子，长少皆得乾坤性情之偏，惟中男中女，独得乾坤性情之正。人秉天地之正气而生，此坎离所以为人生立命之根也。

（三）坎卦解

坎为水，属阴，血也，而真阳寓焉。中一爻，即天也。天一生水，在人身为肾，一点真阳，含于二阴之中，居于至阴之地，乃人立命之根，真种子也。诸书称为真阳。真阳二字，各处讲解字眼不同，恐初学看书，一时领悟不到，以致认症不清，今将各处字眼搜出，以便参究。真阳二字，一名相火，一名命门火，一名龙雷火，一名无根火，一名阴火，一名虚火。发而为病，一名元气不纳，一名元阳外越，一名真火沸腾，一名肾气不纳，一名气不归源，一名孤阳上浮，一名虚火上冲，种种名目，皆指坎中之一阳也。一阳本先天乾金所化，故有龙之名。

一阳落于二阴之中，化而为水，立水之极（是阳为阴根也），水性下流，此后天坎卦定位，不易之理也。须知此际之龙，乃初生之龙（龙指坎中一阳也），不能飞腾而兴云布雨，惟潜于渊中，以水为家，以水为性，遂安其在下之位，而俯首于下也。若虚火上冲等症，明系水盛（水即阴也），水盛一分，龙亦盛一分（龙即火也），水高一尺，龙亦高一尺，是龙之因水盛而游，非龙之不潜而反其常。故经云：阴盛者，阳必衰，即此可悟用药之必扶阳抑阴也。乃市医一见虚火上冲等症，并不察其所以然之要，开口滋阴降火，自谓得其把握，独不思本原阴盛（阴盛二字，指肾水旺）阳虚（阳虚二字，指君火弱），今不扶其阳，而更滋其阴，实不啻雪地加霜，非医中之庸手乎？余亦每见虚火上冲等症，病人多喜饮热汤，冷物全不受者，即此更足证滋阴之误矣。又有称桂附为引火归源者，皆未识其指归，不知桂附干姜，纯是一团烈火，火旺则阴自消，如日烈而片云无。况桂附二物，力能补坎离中之阳，其性刚烈至极，足以消尽僭上之阴气。阴气消尽，太空为之廓朗，自然上下奠安，无偏盛也，岂真引火归源哉！历代注家，俱未将一阳潜于水中底蕴搜出，以致后学懵然无据，滋阴降火，杀人无算，真千古流弊，医门大憾也。

（四）离卦解

离为火，属阳，气也，而真阴寄焉。中二爻，即地也。地二生火，在人为心，一点真阴，藏于二阳之中，居于正南之位，有人君之象，为十二官之尊，万神之宰，人身之主也。故曰："心藏神。"坎中真阳，肇自乾元，一也；离中真阴，肇自坤元，二也。一而二，二而一，彼此互为其根，有夫妇之义。故子时一阳发动，起真水上交于心，午时一阴初生，降心火下交于肾。一升一降，往来不穷，性命于是乎立。

（五）气、血两字作一卦解

凡天地之数，起于一。一属阳，气也。一生二，二属阴，血也。一合二而成 ☰，气无形而寓于血之中是也。二合一而成 ☷，血有形而藏于气之内是也（经云"气能统血"，即此意也）。气、血两字，作一坎卦解之也可，即作一离卦解之也可，即作坎离二卦解之亦可。余恒曰："以脏腑分阴阳，论其末也。以一坎卦解之，推其极也。"又曰：人身一团血肉之躯，阴也，全赖一团真气运于其中而立命，亦可作一坎卦以解之。

（六）君、相二火解

按：君火，凡火也；相火，真火也。凡火即心，真火即肾中之阳。凡火居上以统乎阳，阳重而阴轻也，故居上为用（离卦二阳爻是也）；真火居下以统乎阴，阴重而阳轻也，故居下为体（坎卦一阳爻是也）。二火虽分，其实一气（离卦二阳爻，坎卦一阳爻，合之而成乾。人活一口气，即此乾元之气也。因乾分一气，落于坤宫，遂变出后天世界，此君、相二火之由来），诚阴阳之主宰也。如上之君火弱，即不能统上身之关窍精血，则清涕、口沫、目泪、漏睛、鼻齿出血，诸症作矣。

如下之相火弱，即不能统下身之关窍精血，则遗尿、滑精、女子带下、二便不禁，诸症作矣。顾二火不可分，而二火亦不胜合，所以一往一来，化生中气（二火皆能生土，上者生凡土，即胃，下者生真土，即脾。二火化生中土，先后互相赖焉），遂分二气为三气也（故曰三元，又曰三焦。经云："无先天而后天不立，无后天而先天亦不生"，此先后三元之实义也）。如中宫不得二火之往来熏蒸，即不能腐熟谷水，则完谷不化，痰湿痞满诸症作矣（上中下三部，可见是一团火也）。如上下二火俱不足，则在上者，有反下趋之症，如心病移于小肠，肺病移于大肠是也；在卜者，有反上腾之病，如虚火牙疼，咳血喘促，面目浮肿，喉痹之类是也。其中尤有至要者，有阴气上腾而真火不与之上腾者，有阴气上腾而真火即与之上腾者，此处便要留心。若上脱之机关已露，其脉浮空，气喘促，尚未见面赤、身热、汗出者，此阴气上腾，而真火尚未与之俱腾也。若见面赤、身热、汗出者，此阴气上腾，而真火亦与之俱腾矣。病至此际，真欲脱也。凡见阴气上腾诸症，不必延至脱时，而始用回阳，务见机于早，即以回阳镇纳诸方投之，万不致酿成脱症之候矣。

亦有阳气下趋而君火未与之下趋者，有阳气下趋而君火即与之下趋者，此际不可玩忽。若下脱之机关已具，其脉细微欲绝，二便血下如注，或下利清谷益甚，四肢虽冷，尚觉未寒，二便之间，尚能禁者，此阳气下趋，而君火尚未与之俱趋也。若四肢寒甚，二便利甚，不自禁者，此阳气下趋，而君火亦与之俱趋也，病至此际，真欲脱也。凡见阳气下趋诸症，不必定要见以上病情，而始用逆挽，务审机于先，即以逆挽益气之法救之，自可免脱症之祸矣。盖从下而竭于上者，为脱阳（坎中之阳，天体也，故脱从上），从上而竭于下者，为脱阴（离中之阴，地体也，故脱从下）。阳欲脱者，补阴以留之，如独参汤是也。阴欲脱者，补阳以挽之，如回阳饮是也。亦有阳欲脱者，不必养阴，阴盛而阳即灭。阴欲脱者,不必补阳,阳旺而阴立消,此皆阴阳之变也。学者务要细心体会,便得一元分合之义矣。

(七)真龙约言

夫真龙者,乾为天是也(乾体属金,浑然一团,无一毫渣滓尘垢。古人以龙喻之,言其有变化莫测之妙)。乾分一气落于坤宫,化而为水,阴阳互根,变出后天坎离二卦,人身赖焉。二气往来,化生中土,万物生焉,二气亦赖焉。如坎宫之龙(坎中一爻,乾体所化),初生之龙也,养于坤土之中,故曰:"见龙在田。"虽无飞腾之志,而有化育之功。是水也,无土而不停蓄,龙也,无土而不潜藏。故土覆水上,水在地中,水中有龙,而水不至寒极,地得龙潜,而地即能冲和,水土合德,世界大成矣。窃思天开于子(子时一阳发动故也),而龙降焉。龙降于子,至巳而龙体浑全,飞腾已极(故五六月雨水多,龙亦出,皆是龙体浑全),极则生一阴。一阴始于午,至亥而龙体化为纯阴已极,极则生一阳。故曰:复一。一也者,真气也,天之体也,气虽在下,实无时而不发于上也。若离中真阴,地体也,虽居于上,实无时而不降于下也。故《易》曰:"本乎天者亲上,本乎地者亲下。"此阴阳升降之要,万古不易之至理也。业医者果能细心研究,即从真龙上领悟阴阳,便得人身一付全龙也。

(八)辨认一切阳虚症法

凡阳虚之人,阴气自然必盛(阴气二字,指水旺,水即血也。血盛则气衰,此阳虚之所由来也)。外虽现一切火症(此火名虚火,与实火有别。实火本客气入阳经,抑郁所致。虚火即阴气上僭,阴指水,气即水中先天之阳,故曰虚火。水气以下流为顺,上行为逆,实由君火太弱,不能镇纳,以致上僭而为病),近似实火,俱当以此法辨之,万无一失。

阳虚病,其人必面色唇口青白无神,目瞑倦卧,声低息短,少气懒言,身重畏寒,口吐清水,饮食无味,舌青滑,或黑润青白色,淡黄润滑色,满口津液,不思水饮,即饮亦喜热汤,二便自利,脉浮空,细微无力,自汗肢冷,爪甲青,腹痛囊缩,种种病形,皆是阳虚的真面目,用药即当扶阳抑阴(扶阳二字,包括上中下,如桂枝、参、芪,扶上之阳;姜、蔻、西砂,扶中之阳;天雄、附子、硫黄,扶下之阳)。

然又有近似实火处,又当指陈。阳虚症,有面赤如硃而似实火者(元阳外越也,定有以上病情可凭),有脉极大劲如石者(元阳暴脱也,定有以上病情可凭），有身大热者（此条有三：一者元阳外越，身必不痛不渴，无外感可凭；一者产妇血骤虚，阳无所附；一者吐血伤阴，元气无依，吐则气机发外，元气亦因而发外也），有满口齿缝流血者（阳气虚不能统血，血盛故外越也），有气喘促、咳嗽痰涌者（肺为清虚之脏，着不得一毫阴气，今心肺之阳不足，故不能制僭上之阴气也。阴气指肾水肾火，此条言内伤），有大、小便不利者（阳不足以化阴也，定有以上病情可凭）。此处略具一二，再玩阳虚门问答便知。

（九）辨认一切阴虚症法

凡阴虚之人，阳气自然必盛（阳气二字，指火旺。火旺则水亏，此阴虚之所由来也）。外虽现一切阴象，近似阳虚症，俱当以此法辨之，万无一失。

阴虚病，其人必面目唇口红色，精神不倦，张目不眠，声音响亮，口臭气粗，身轻恶热，二便不利，口渴饮冷，舌苔干黄或黑黄，全无津液，芒刺满口，烦躁谵语，或潮热盗汗，干咳无痰，饮水不休，六脉长大有力，种种病形，皆是阴虚的真面目，用药即当益阴以破阳（益阴二字，包括六阴在内，照上气血盛衰篇，论气有余便是火一段，存阴、救阴、化阴、育阴诸方具备，仔细揣摩，便知阴虚之道也）。

然亦有近似阳虚者，历指数端。阴虚症，有脉伏不见，或细如丝，而若阳虚极者（热极则脉伏也，定有以上病形可凭），有四肢冷如冰，而若阳绝者（邪热内伏，而阳气不达于四末也，定有以上病情可凭），有忽然吐泻，大汗如阳脱者（此热伏于中，逼出吐泻也，定有以上病形可凭），有欲言不能，而若气夺者（热痰上升蔽壅也，定有以上病情可凭）。此处不过具其一二，余于阴虚症作有问答数十条，反复推明，细玩便知。按阴虚症皆缘火旺（火即气），火盛则伤血，此千古不易之理。后贤专以火立论，而阴虚症之真面目尽掩矣。仲景存阴、化阴、育阴、救阴之法俱废，无人识矣，今特证之。

（十）阳虚结语

以上数十条，专论阳虚，指出先天真气上浮，反复推明。真气，命根也，火种也，藏于肾中，立水之极，为阴之根，沉潜为顺，上浮为逆。病到真气上浮，五脏六腑之阳气，已耗将尽，消灭削剥，已至于根也。经云："凡五脏之病，穷必归肾。"即此说也。然真气上浮之病，往往多有与外感阳症同形，人多忽略，不知真气上浮之病，大象虽具外感阳症之形，仔细推究，所现定系阴象，绝无阳症之实据可验，学者即在此处留心，不可猛浪。

细将上卷辨认阳虚、阴虚秘诀熟记，君、相二火解体贴，则阳虚之病于在上、在中、在下，阴虚之病于在上、在中、在下，皆可按法治之也。阳虚篇内所备建中、理中、潜阳、回阳、封髓、姜桂诸方，皆从仲景四逆汤一方搜出。仲景云："三阳经病者，邪从阳化，阳盛则阴必亏，以存阴为要"，滋阴降火说所由来也；"三阴经病，邪入多从阴化，阴盛则阳必衰，以回阳为先"，益火之源以消阴翳所由起也。大凡阳虚之人，阴气自然必盛，阴气盛必上腾，即现牙疼、龈肿、口疮、舌烂、齿血、喉痛、大小便不利之病，不得妄以滋阴降火之法施之。若妄施之，是助阴以灭阳也，辨察不可不慎。

总在这阴象上追求，如舌青、唇青、淡白无神之类是也。千古以来，混淆莫辨，含糊不清，聪明颖悟之人，亦仅得其半而遗其半，金针虽度，若未度也。故仲景一生心法，知之者寡。兹采取数十条，汇成一册，以便后学参究。其中一元妙义，消长机关，明明道破。至于仲景六经主方，乃有一定之至理，变方、加减方，乃是随邪之变化而用也。三阳之方，以升散、清、凉、汗、吐、下为准。三阴之方，以温中、收纳、回阳、降逆、封固为要。阴阳界限，大有攸分。以三阳之方治三阳病，虽失不远；以三阳之方治三阴病，则失之远矣。世之业斯道者，书要多读，理要细玩，人命生死，在于反掌之间，此理不明，切切不可妄主方药，糊口事小，获罪事大。苟能细心研究，自问无愧，方可言医。

（十一）客疑篇

客有疑而问曰：先生论阳虚数十条，皆曰此本先天一阳所发为病也。夫人以心为主，心，火也、阳也。既曰阳虚，何不着重在上之君火，而专在以下之真火乎？余曰：大哉斯问也，子不知人身立命，其有本末乎？本者何？就是这水中天，一句了了，奈世罕有窥其蕴者，不得不为之剖晰。

尝谓水火相依而行（水即血也，阴也；火即气也，阳也），虽是两物，却是一团，有分之不可分，合之不胜合者也。即以一杯沸水为喻（沸，热气也，即水中无形之真火），气何常离乎水，水何常离乎气？水离乎气，便是纯阴；人离乎气，即是死鬼。二物合而为一，无一脏不行，无一腑不到，附和相依，周流不已。气无形而寓于血之中，气法乎上，故从阳；血有形而藏于气之内，血法乎下，故从阴。此阴、阳、上、下之分所由来也。其实何可分也？二气原是均平。二气均平，自然百病不生，人不能使之和平，故有盛衰之别，水盛则火衰，火旺则水弱，此阴症、阳症所由来也。二气大象若分，其实未分，不过彼重此轻，此重彼轻耳。

千古以来，惟仲景一人，识透一元至理，二气盈虚消息，故病见三阴经者，即投以辛热，是知其阳不足，而阴有余也，故着重在回阳；病见三阳经者，即投以清凉，是知其阴不足，而阳有余也，故着重在存阴。要知先有真火而后有君火，真火为体（体，本也，如灶心中之火种子也），君火为用（用，末也，即护锅底之火，以腐熟水谷者也），真火存则君火亦存，真火灭则君火亦灭。观仲景于三阴阴极之症，专以四逆汤之附子，挽先天欲绝之真火，又以干姜之辛热助之，即能回生起死，何不曰补木以生火，用药以补心乎？于三阳阳极之症，专以大承气汤之大黄，以救先天欲亡之真阴，又以芒硝之寒咸助之，即能起死回生，何不曰补金以生水，用药以滋阴乎？仲景立法，只在这先天之元阴、元阳上探取盛衰，不专在后天之五行生克上追求，附子、大黄，诚阴阳二症之大柱脚也。

世风日下，稍解一二方，得一二法者，即好医生也。究竟仲景心法，一毫不识，开口即在这五行生克上论盛衰，是知其末而未知其本也。余为活人计，不得不直切言之。余再不言，仲景之道，不几几欲灭乎？余更有解焉。人身原凭二气充塞上下四旁：真阳或不足于上，真阴之气即盛于上而成病，用药即当扶上之阳以协于和平；真阳或不足于中，真阴之气即盛于中而成病，用药即当扶中之阳以协于和平；真阳或不足于下，真阴之气即盛于下而成病，用药即当扶下之阳以协于和平。此三阳不足，为病之主脑也。阴气或不足于上，阳气即盛于上而成病，用药即当扶上之阴，而使之和平；阴气或不足于中，阳气即盛于中而成病，用药即当扶中之阴，而使之和平；阴气或不足于下，阳气即盛于下而成病，用药即当扶下之阴，而使之和平，此三阴不足，为病之主脑也。二气之不足，无论在于何部，外之风、寒、暑、湿、燥、火六气，皆得乘其虚而入之以为病。凡外感之邪，必先犯皮肤。皮肤为外第一层，属太阳（太阳为一身之纲领，主皮肤、统营卫故也）。次肌肉（肌肉属胃），次血脉（血脉属心），次筋（筋属肝），次骨（骨属肾）。乃人身之五脏，又分出五气。五行皆本二气所生，二气贯通上中下，故三焦又为一经，而成六步也。外邪由浅而始深，内伤则不然。七情之扰，重在何处，即伤在何处，随其所伤而调之便了，此论外感、内伤之把握也。学者苟能体会得此篇在手，庶可工于活人，而亦可与言医也。

（十二）郑钦安《医法圆通》自序

尝阅各家著作，皆有精义，独嫌者，大海茫茫，无从问津。余亦粗知医，每闲暇必细检阅，随地随时，穷究天地、生人、生物、盈、虚、消、长这个道理。思之日久，偶悟得天地一阴阳耳，分之为亿万阴阳，合之为一阴阳，于是以病参究，一病有一病之虚实，一病有一病之阴阳，知此始明仲景之六经还是一经，人身之五气还是一气，三焦还是一焦，万病总是在阴阳之中，仲景分配六经，亦不过将一气分布上下、左右、四旁之意，探客邪之伏匿耳。舍阴阳外，岂另有法哉？余不揣鄙陋，采取杂症数十条，辨明内外，判以阴阳，经方、时方皆纳于内。俾学者易于进步，有户可入，虽非万举万当，亦可为医林之一助云尔。

（十三）用药弊端说

用药一道，关系生死，原不可以执方，亦不可以执药，贵在认证之有实据耳。实据者何？阴、阳、虚、实而已。阴阳二字，万变万化，在上有在上之阴阳实据，在中有在中之阴阳实据，在下有在下之阴阳实据。无奈仲景而后，自唐、宋、元、明以逮本朝，识此者固有，不识此者最多。其在不识者，徒记几个汤头，几味药品，不求至理，不探玄奥，自谓知医。一遇危症，大海茫茫，阴阳莫晓，虚实莫辨，吉凶莫分，一味见头治头，见脚治脚。幸而获效，自夸高手，若不获效，延绵岁月，平日见识用尽，方法使完，则又借口曰："病入膏肓，药所难疗。"殊不知其艺之有未精也。更有一等病家，略看过几本医书，记得几个汤歌药性，家人稍有疾病，又不敢自己主张，请医入门，开方去后，又或自逞才能，谓某味不宜，某味太散，某味太凉，某味太热，某味或不知性，忙将《本草备要》翻阅，看此药能治此病否。如治与病合则不言，不与病合，则极言不是，从中添减分两，偶然获效，自矜其功，设或增病，咎归医士。此等不求至理，自作聪明，每每酿成脱绝危候，虽卢、缓当前，亦莫能治，良可悲也。

更有一等富贵之家，过于把细，些小一病，药才入口，稍有变动，添病减病，不自知也，又忙换一医，甚至月延六七位，每每误事。不知药与病有相攻者，病与药有相拒者，岂即谓药不对症乎？何不多延数时，以尽药力之长哉！余观古人称用药如用兵，有君臣，有佐使，有向导，用缓攻，有急攻，有偷关，有上取，有下取，有旁取，有寒因寒用，热因热用，塞因塞用，通因通用诸法，岂非知得药与病有相拒相斗者乎？余愿富贵之家，不可性急，要知病系外感，服一三道发散药，有立见松减些者。气滞、食滞、腹痛、卒闭之症，服行气、消导、开窍之品，有片刻见效者。若系内伤虚损日久，误服宣散、清凉、破气、滋阴等药，酿成咳嗽白痰、子午潮热、盗汗骨蒸、腹胀面肿、气喘等症，又非三五剂可见大功。所以古人治病，有七日来复之说，或三十剂，五十剂，甚至七八十剂，始收全功者矣。

最可怪者，近之病家，好贵恶贱，以高丽参、枸杞、龟、鹿、虎胶、阿胶、久制地黄、鹿茸等品，奉为至宝，以桂、麻、姜、附、细辛、大黄、芒硝、石膏等味，畏若砒毒。由其不知阴阳虚实至理，病之当服与不当服耳。病之当服，附子、大黄、砒霜，皆是至宝；病之不当服，参、芪、鹿茸、枸杞，都是砒霜，无奈今人之不讲理何。故谚云："参、芪、归、地，治死人无过；桂、附、大黄，治好人无功。"溯本穷源，实由于不读仲景书，徒记几个幸中方子，略记得些各品药性，悬壶于市，外着几件好衣服，轿马往来，目空一世，并不虚心求理，自谓金针在握，仔细追究，书且点不过两篇，字且画不清几个，试问尚能知得阴阳之至理乎？东家被他桂、附治死，西家被他硝、黄送命，相沿日久，酿成此风。所以病家甘死于参、芪、归、地之流，怕亡于姜、附、硝、黄之辈，此皆医门之不幸，亦当世之通弊也。

余愿业斯道者，务将《内经》《难经》，仲景《伤寒》《金匮》，孙真人《千金翼》诸书，与唐、宋、金、元，朱、张、刘、李并各后贤医书，彼此较量，孰是孰非，更将余所著《医理真传》，并此《医法圆通》，留心讨究，阴阳务求实据，不可一味见头治头，见咳治咳，总要探求阴阳盈缩机关，与夫用药之从阴从阳变化法窍，而能明白了然，经方时方，俱无拘执。久之法活圆通，理精艺熟，头头是道，随拈二三味，皆是妙法奇方。观陈修园先生《三字经》，列病数十条，俱言先以时方治之不效，再求之《金匮》，明是知道近日医生之胸中也。然时方如四君、六君、四物、八珍、十全、归脾、补中、六味、九味、阴八、阳八、左归、右归、参苏、五积、柴苓、平胃、逍遥、败毒等方，从中随症加减，亦多获效，大抵利于轻浅之疾，而病之深重者，万难获效。

修园所以刻《三字经》与《从众录》之意，不遽揭其非，待其先将此等方法用尽，束手无策，而后明示曰，再求《金匮》，是教人由浅而深，探求至理之意也。窃以《金匮》文理幽深，词句奥古，阅之未必即解其至理，诚不若将各证外感内伤，阴阳实据，与市习用药认证杂乱处搜出，以便参究。余岂好辨哉！余实推诚相与，愿与后世医生，同入仲景之门，共用仲景之法，普济生灵，同登寿域，是所切望也。

（十四）万病一气说

病有万端，发于一元。一元者，二气浑为一气者也。一气盈缩，病即生焉。有余即火，不足即寒。他如脉来洪大，气之盈也，脉来数实，脉来浮滑，气之盈也，间亦不足（脉来洪、大、数、实、浮、滑，乃邪实火盛，此为有余，久病暴脱，亦有此脉象，不可不知）。脉来迟细，气之缩也，脉来短小，脉来虚弱，气之缩也，间亦有余（脉来迟、细、短、小、虚、弱，皆为不足。若温病热极脉伏，亦有此脉，不可不知）。脉来劈石，脉来鱼尾，脉来雀啄，脉来釜沸，脉来掉尾，脉来散乱，气之绝也。推之面色如朱，气盈之验，亦有缩者（素平面赤，不作病看。新病面赤恶热，则为邪实火旺。久病无神，虚极之人而面赤，则为阳竭于上，脱绝之候。色如鸡冠者吉，色如瘀血者死）。面青有神，气盈之验，亦有缩者（素平面青有神，不作病看。有病而始面青，则为肝病。有神主肝旺，无神主肝虚。色如翠羽者吉，色如枯草者凶）。面白有神、气盈之验，亦有缩者（素平面白，不作病看。有病而始见面白者，方以病论。白而有神，肺气常旺，白而无神，肺虚之征。白如猪膏者吉，色如枯骨者危）。面黄有神，气盈之验，亦有缩者（素平面黄，不作病看。有病而始面黄，方以病论。黄而有神，胃气之盛，黄而无神，气弱之征。黄而鲜明者吉，黄如尘埃色者凶）。面黑有神，气盈之验，亦有缩者（素平面黑，不作病看。有病而始面黑，方以病论。黑而有神，肾气尚旺，黑而无神，肾气衰弱。黑如乌羽者吉，色如炭煤者危）。

此论五色之盛衰，其中尚有生克：额属心而黑气可畏，鼻属土而青色堪惊，颏下黄而水病，腮左白而肝伤，腮右赤兮火灼，唇上黑兮水决。气色之变化多端，明暗之机关可据。至若审因察理，五音细详（五音，指宫、商、角、徵、羽，以应人身五脏也）：声如洪钟，指邪火之旺极（素平音洪，不作病看，有病而始见声洪，则为邪实火旺，法宜泻火为主）。语柔而细，属正气之大伤（素平声细，不作病看，有病而始见声低息短，则为不足）。忽笑忽歌，心脾之邪热已现（笑主心旺，歌主脾旺）。或狂或叫，阳明之气实方张（狂叫乃胃热极）。瞑目而言语重重，曰神曰鬼（瞑目而妄言鬼神，是正气虚极，神不守舍也）。张目而呼骂叨叨，最烈最横（肝火与心胃邪旺，其势有不可扑灭）。曰饮食，曰起居，也须考证。食健力健，言气之盈，食少力少，本气之缩；饮冷饮滚兮，阴阳之形踪已判；好动好卧兮，虚实之病机毕陈。

至于身体，更宜详辨：肌肉丰隆，定见胃气之旺；形瘦如柴，已知正气之微。皮肤干润，判乎吉凶；毛发脱落，知其正败。要知风气为殃，春温之名已播；火气作祟，暑热之号已生；湿气时行，霍乱之病偏多；燥气行秋，疟痢之病不少；又乃冬布严寒，伤寒名著。一年节令，病气之变化无穷；六气循环，各令之机关可据；六气即是六经，六经仍是一经；五行分为五气，五气仍是一气。揭太阳以言气之始，论厥阴以言气之终，昼夜循环，周而复始。病也者，病此气也（周身骨节经络，皆是后天有形之质，全赖一气贯注。虽各处发病，形势不同，总在一气之中，神为气之宰，气伤则神不安，故曰病）。气也者，周身躯壳之大用也（身中无气则无神，故曰死）。用药以治病，实以治气也。气之旺者宜平（正气不易旺，惟邪气易旺，须当细分）。气之衰者宜助（衰有邪衰、正气之衰之别，当知），气之升者宜降（泻其亢盛），气之陷者宜举，气之滞者宜行，气之郁者宜解，气之脱者宜固，气之散者宜敛。知其气之平，知其气之变，用药不失宜，匡救不失道，医之事毕矣。

（十五）服药须知

大凡阳虚阴盛之人，满身纯阴，虽现一切症形，如气喘气短，痰多咳嗽，不食嗜卧，面白唇青，午后夜间发热，咽痛，腹痛泄泻，无故目赤、牙疼，腰痛膝冷，足软手弱，声低息微，脉时大时劲，或浮或空，或沉或细，种种不一。皆宜扶阳，驱逐阴邪，阳旺阴消，邪尽正复，方可了扶阳之品。但初服辛温，有胸中烦躁者，有昏死一二时者，有鼻血出者，有满口起疱者，有喉干喉痛目赤者。此是阳药运行，阴邪化去，从上窍而出也，以不思冷水吃为准，即吃一二口冷水皆无妨。服辛温四五剂，或七八剂，忽咳嗽痰多，日夜不辍，此是肺胃之阴邪，从上出也，切不可清润。服辛温十余剂后，忽然周身面目浮肿，或发现斑点，痛痒异常，或汗出，此是阳药运行，阴邪化去，从七窍而出也，以饮食渐加为准。服辛温十余剂，或二十余剂，或腹痛泄泻，此是阳药运行，阴邪化去，从下窍而出也，但人必困倦数日，饮食懒餐，三五日自已。其中尚有辛温回阳，而周身反见大痛大热者，阴陷于内，得阳运而外解也，半日即愈。凡服此等热药，总要服至周身腹中发热难安时，然后与以一剂滋阴，此乃全身阴邪化去，真阳已复，即与以一剂滋阴之品，以敛其所复之阳，阳得阴敛，而阳有所依，自然互根相济，而体健身轻矣。虽然邪之情形，万变莫测，以上所论，不过略陈大意耳，学者须知。

（十六）失血破疑说

今人一见失血诸证，莫不称为火旺也。称为火旺，治之莫不用寒凉以泻火，举世宗之而不疑，群医信之而不察。所以一得失血症，群皆畏死，由其一经失血，死者甚多，不知非死于病，实死于泻火之凉药耳！

然则凉药其可废乎？非即谓凉药之可废，但失血之人，正气实者少也（正气一衰，阴邪上逆，十居八九，邪火所致，十仅一二），不可不慎。余有见于今之失血家，群皆喜服清凉而恶辛温，每每致死，岂不痛惜。余故为当服辛温者，决其从违焉。不观天之日月，犹人身之气血乎！昼则日行于上，而月伏于下；夜则月行于上，而日伏于下。人身气血同然：失血之人，血行于上，而气伏不升可知。欲求血之伏于下，是必待气之升于上，气升于上，血犹有不伏者乎？知得此中消息，则辛温扶阳之药，实为治血之药也。

又可怪者，人人身中，本此气血二物，气为阳法天，火也，血为阴法地，水也。故曰：人非水火不生活（水火二字，指先天先地真气，非凡世之水火也）。愚夫愚妇，固说不知；而读书明理之士，亦岂不晓？明知血之为水，水既旺极而上逆，何得更以滋水之品以助之？此其中亦有故。故者何？惑于血色之红也。不知血从火里化生出来，经火锻炼，故有色赤之象，岂得以色红而即谓之火，即宜服凉药乎？此处便是错误关头。毒流有年，牢不可破，余不惮烦，又从而言之，愿与后之来者，作一臂力焉。幸甚！

附：七绝二首

> 吐血都传止血方，生军六味作主张。
> 甘寒一派称良法，并未逢人用附姜。
> 血水如潮本阳亏，阳衰阴盛敢僭为。
> 人若识得升降意，宜苦宜辛二法持。

（十七）益火之源以消阴翳辨解

前贤云：益火之源，以消阴翳，阳八味是也。此方此语，相传已久，市医莫不奉为准绳，未有几个窥透破绽，余不能无疑也。疑者何？疑方药之不与命名相符，既云益火之源，以消阴翳，必是在扶助坎中一点真气上说。真气一衰，群阴四起，故曰阴翳；真气一旺，阴邪即灭，故曰益火。方中桂、附二物，力能扶坎中真阳，用此便合圣经。何得又用熟地、枣皮之滋阴（阴邪即盛，就不该用此），丹皮之泻火（益火而反泻火，实属不通），山药、茯苓、泽泻之甘淡养阴利水乎！推其意也，以为桂、附之辛热属火，降少升多，不能直趋于下，故借此熟地、枣皮沉重收敛之品，而使其趋下，又以丹皮之苦寒助之，更以苓、泽利水，使阴邪由下而出，似为有理，独不思仲景治少阴病，四肢厥逆，腹痛囊缩，爪黑唇青，大汗淋漓，全是阴翳，何不重用此熟地、枣皮、丹皮、苓、泽之品，而独重用姜、附、草三味，起死回生，其功迅速。由此观之，仲景之白通四逆，实益火之源以消阴翳者也。若此方而云益火消阴，断乎不可。余非固为好辩，此是淆乱圣经之言，毒流已久，祸延已深，不得不急为剪除也。

（十八）壮水之主以制阳光辨解

前贤云：壮水之主，以制阳光，六味丸是也。此方此说，相传有年，举世宗之而不疑，群医用之而不辨，余不能无说也。窃思此方，必是为邪火伤阴立说，并不是言坎中阳旺立说。今人动云阴虚火旺，阴虚便说是肾水虚（通身血水皆属肾，言肾虚亦可），火旺便说是肾火旺（通身之气，皆本肾中一点真火生来，即云肾火旺亦可，但有邪正，不可混淆），统以六味丸治之，其蒙蔽有年矣，余特辨而明之。阴者，水也。阳者，火也。水、火互为其根，合而为一，不可分为二也。水从火里生来，故曰天一生水（先天真气，号曰真火，真气，即真金所化），阳旺一分（指真气），阴即旺一分（指真阴）；阳衰一分，阴即衰一分。试问阴虚火旺何来？所谓制阳光者，明是教人泻邪火也，邪火始能伤阴，真火实能生阴，此邪正关键，用药攸分区处，岂堪混淆莫辨。要知邪火窃发，无论在于何处，皆能伤血，即以三黄、白虎、承气，与此六味丸，按定轻重治之，皆是的对妙法。今人不明阴阳一气，不明邪正机关，专以此方滋肾中之元阴，泻肾中之元阳，实属不通。

（十九）申明阴盛扶阳阳盛扶阴的确宗旨

万病一阴阳耳。阴盛者扶阳为急，阳盛者扶阴为先，此二语实治病金针，救生宝筏，惜乎人之不得其要耳。

今人动以水火二字喻天平，水火不可偏盛。偏盛则为病，余谓不然。人自乾坤立命以来，二气合为一气，充塞周身上下四旁，毫无偏奇，火盛则水盛（此火指真火，水指真阴，言火盛水盛者，即五六月之雨水可知），火衰则水衰（即十冬月雨水可知）。此正气自然之道，不作病论，亦无待于扶。所谓偏盛者何？偏于阴者宜扶阳，是言阴邪之盛，不是言肾中之真阴偏盛也。偏于阳者宜扶阴，是言邪火之盛，不是言肾中之真阳偏盛也。前贤立阳八味、六味丸，以言治元阴元阳之方。此说一倡，俱言真阴真阳之果有偏盛也。此语害世匪浅，今人又不读圣经，无怪乎六味、八味之盛行，而承气、四逆之莫讲也。

（二十）邪正论

凡天地之道，有阴即有阳，有盈即有虚，有真即有伪，有邪即有正，试问邪正之道若何？邪也者，阴阳中不正之气也。不正之气，伤于物则物病，伤于人则人病，治之调之，皆有其道，欲得其道，必明其正，正也者，阴阳太和之气也。

太和之气，弥纶六合，万物皆荣，人身太和充溢，百体安舒。太和之气有亏，鬼魅丛生，灾异迭见，诸疾蜂起矣。天地之大，生化消长，不能全其太和，人生逐利逐名，亦不能全其固有，正日衰，则邪日盛，欲复其正，必治其邪。邪有阴邪（客邪在脏，或在里之谓也）、阳邪之名（言客邪在表在腑之谓也），正有外伤（言六节之客邪，由外入内也）、内伤之别（言七情之客邪，由内而出外也），正自外伤，邪自外入（卫外之正气衰，外来之客邪作），正自内伤，邪自内出（或劳精损心阳，饮食伤脾阳，房劳损肾阳，皆是内伤根柢），从阴从阳，邪之变化无方 [邪由外入，或从风化，从燥化，从热化，从湿化，从寒化，随邪变迁，原无定向。内伤不然，或损于脾，或损于胃，或损于肝，或损于心，或损于肾，（或损于肺），病情有定向，用药有攸分]，曰脏曰腑，邪之居处各异（邪居气分，表分，呼为阳邪，阳火也，阳旺极，则凡血伤，凡血伤，则真阴真气亦与之俱伤，皆能令人死。仲景立白虎、承气，早已为阳邪备法也。邪居血分，里分，呼为阴邪，阴水也，阴旺极，则凡气伤，凡气伤，则真阳真阴亦与之俱伤，皆能令人死，仲景立白通、四逆，早已为阴邪备法矣。今人以偏盛归于元阴、元阳，是不知邪正之有区分，虽医书万种，其立方立言，皆是祛邪扶正。知祛邪扶正，则知偏盛属客邪之盛衰，非元阴元阳之自能偏盛也）。仲景垂方，本祛邪以辅正，六经画界，**诚调燮之旨归**，有余（言气分之邪旺），不足（言血分之阴邪旺，而正衰也，阳旺是正衰，阳不足亦是正衰），都是邪踪，阳阴偏盛，俱非正体（真阴真阳，原无偏盛之理）元阴元阳，今人之偏盛在兹（世人知水火之有偏盛，而不知是客邪伤正之为偏盛也）。同盛同衰，一元之旨归不谬（二气浑为一气，不可分为二道看，故同盛同衰，一定不易）。论天道，则日月有盈虚，论人身，则秉赋有强弱，究竟循环盛衰之理，不作病看，举世借为口实，真乃功力未深，兹特反复推详，愿后之来者，相参砥砺，恐未道根本处，尚祈再加润色。

三、化脓灸的扶阳效应

化脓灸的扶阳效应是显而易见的，至于为什么人要加强自身阳气充沛与旺盛，这是因为《黄帝内经》中说道："阳气者，若天与日，失其所则折寿而不彰。"因为人体是由阴阳二气所构成的，在人体的一生之中，每一分每一秒钟都在消耗我们的阳气，如果我们体内的阳气不能及时有效地得到补充，那么我们体内的太阳（阳气）就会黯然无光，我们就会生病。而化脓灸的方法，不仅能够及时地使我们的阳气得到补充，同时由于阳气旺盛而对于多种疾病的治疗与防御，都是必不可少的。

（一）艾叶的扶阳作用

艾的药用，在我国至少有3 000多年的历史。古人认为，艾草在古代是引来"天火"的圣物，是上帝赐给人们用以补充阳气不足的神草，这话说得实在、地道。同时，艾草与中国人的生活有着密切的关系，每至端午节之际，人们总是将艾置于家中以"避邪"，干枯后的株体泡水熏蒸以达消毒止痒，产妇多用艾水洗澡或熏蒸。在《诗经》时代，艾草就已经是很重要的民生植物。一般用于针灸术的"灸"。所谓针灸其实分成两个部分。"针"就是拿针刺穴道，而"灸"就是拿艾草点燃之后去熏、烫穴道，穴道受热固然有刺激，但并不是任何草点燃了都能作为"灸"使用，这里面是很有讲究的。

宋代《本草图经》中说道："艾叶，旧不著所出州土，但云生田野，今处处有之。以复道者为佳。云此种灸百病尤胜。初春布地生苗，茎类蒿而叶背白，以苗短者为佳。采叶暴干，经陈久方可用。"

明代《本草纲目》中云："艾叶，《本草》不著土产，但云生田野，宋时以汤阴、复道者为佳，四明者图形，近代惟汤阴者谓之北艾，四明者谓之海艾。自成化以来，则以蕲州者为胜，用充方物，天下重之，谓之蕲艾。此草多生山原，二月宿根生苗成丛；其茎直生，白色，高四五尺；其叶四布，状如蒿，分为五尖，丫上复有小尖，面青背白，有茸而柔厚；七、八月叶间出穗如车前穗，细花，结实累累盈枝，中有细子，霜后始枯。皆以五月五日连茎刈取，暴干收叶。其茎干之，染麻油引火点灸炷。滋润灸疮，至愈不疼"。同时，《本草纲目》中还认为："凡用艾叶，须用陈久者，治令细软，谓之熟艾，若生艾灸火，则伤人肌脉。拣取净叶，扬去尘屑，入石臼内木杵捣熟，箩去渣滓，取白者再捣，至柔烂如绵为度，用时焙燥，则灸火得力"。

艾草，性味苦、辛、温，入脾、肝、肾。依据《本草纲目》所记载的：艾以叶入药，性温、味苦、无毒，纯阳之性，通十二经，具回阳气、理气血、逐湿寒、暖宫寒等功效。内服者，又被称为"医草"，现在外用的"药草浴"，大多就是选用艾草，这与艾草的辛温通经扶阳之性密切相关。

关于艾叶的性能，《本草正》说道："艾叶，能通十二经，而尤为肝脾肾之药，善于温中、逐冷、除湿……或用灸百病，或炒热敷熨可通经络，或袋盛包裹可温脐膝，表里生熟，俱有所宜。"多种本草书中都记载："艾叶能灸百病。"如《本草从新》说："艾叶苦辛，生温，熟热，纯阳之性，能回垂绝之阳，通十二经，走三阴，理气血，逐寒湿，暖子宫……以之灸火，能透诸经而除百病。"《本草正义》认为："古人灸法，本无一症不可治，艾之大用，惟此最多。"说明用艾叶作施灸材料，有通经活络、祛除阴寒、消肿散结、回阳救逆等作用。现代药理发现，艾叶中挥发油含量多，如含1，8-桉叶素占50%以上，其他还有α-侧柏酮、倍半萜烯醇及其酯，其艾叶还含有矿物质（10.13%）、脂肪（2.59%）、蛋白质（25.85%），以及维生素A、维生素B_1、维生素B_2、维生素C等。灸疗所用的艾叶，一般以越陈越好，故有"七年之病，求三年之艾"（《孟子》）的说法。

艾全草有散寒除湿、温经通阳等效，多用于治疗脾肾虚寒、宫寒腹痛、月经不调以及治疗由风寒湿冷阴邪所引起的多种病症。现代实验研究证明，艾叶具有抗菌、抗病毒、平喘、镇咳、祛痰、止血及抗凝血作用、镇静及抗过敏、护肝利胆等作用。艾草可作"艾叶茶""艾叶汤""艾叶粥"等食谱，以增强人体对疾病的抵抗能力。艾草具有一种特殊的香味，这特殊的香味具有驱蚊虫的功效。所以，古今的人们常在门前挂艾草，一来用于避邪，二来用于赶走蚊虫。

关于艾的温经扶阳作用，《本草纲目》说道："艾叶，生则微苦太辛，熟则微辛太苦，生温熟热，纯阳也。可以取太阳真火，可以回垂绝元阳。服之则走三阴而逐一切寒湿，转肃杀之气为融和；灸之则透诸经而治百种病邪，起沉疴之人为康泰，其功亦大矣。"

通过长期实践，人们在很早以前就知道艾是一种灸用最好的原料。现代研究发现，地球上的植物叶子，艾的脉络最均匀。早在3 000年前，先民们就发现了艾用作灸的原料最为适宜。艾为多年生草本，叶似菊，表面深绿色，背面灰色有茸毛。性温芳香，五月采集，叶入药用。以河南南阳者为佳，叶厚而茸多，南阳地理位置优越，气候湿润，艾草繁密旺盛，最适宜艾灸。

艾叶能宣理气血，温中逐冷，除湿开郁，暖子宫，灸百病，能通十二经气血，能回垂绝之元阳，用于内服治一切虚寒病症。外用能灸治百病，强壮元阳，温通经脉，驱风散寒，舒筋活络，回阳救逆。

艾叶经过加工以后，称为艾绒。艾绒做成一定形状之小团，称为艾炷，艾炷燃烧一枚，称为一壮。艾炷之形状大小，因用途不同而各异，如用于化脓灸，必须用极细之艾绒，一般如麦粒大，做成上尖底平、不紧不松之圆锥形，直接放在穴位上燃烧。每次灸之壮数多少及大小，以病人、病程、病情、病位、补泻、穴位、有无受灸经验，是否要求化脓及气候等条件而定。

艾灸疗法是阳虚患者补阳最好的方式之一。因为艾是自然界阳气最足的植物，灸是补充阳气最直接有效的方法，用艾灸补阳是中华几千年中医学中之精华。中医学认为，身体发寒，为阳气不足。人体气血的循环，脏腑、经络的生理活动，都是以阳气为根本，阳气是生命的动力，人体阳气充足旺盛，就好像太阳当空，大地上的万物就有生发之机；倘若人体的阳气衰败，就好像天空布满了阴云，万物就会枯亡。艾灸是用艾草制成的，艾草产于山的阳面，充分地吸取太阳的精华，是一种纯阳植物。艾草本属纯阳物质，燃烧后作用力更强，是寒性体质补充阳气的有效方法。

艾灸的中医学文化在我国流行已久。艾灸产生的热度非常温和，热能与冬日的阳光最为接近，让受灸者会感到由外至内的温暖和舒服。俗话说：万物生长靠太阳。生命以阳气为根本，得其所则人寿，失其所则人夭。故阳病则阴盛，阴盛则为寒、为厥，或元气虚陷，脉微欲脱，当此之时，正如《素问·厥论》所述："阳气衰于下，则为寒厥。"阳气衰微则阴气独盛，阳气不通于手足，则手足逆冷。凡大病危疾，阳气衰微，阴阳离决等证，用大炷重灸，能祛除阴寒，回阳救脱。此为其他穴位刺激疗法所不及。《伤寒论》指出："少阴病吐利，手足逆冷……脉不至者，灸少阴七壮。""下利，手足厥冷，烦躁，灸厥阴，无脉者，灸之。"说明凡出现呕吐、下利、手足厥冷、脉弱等阳气虚脱的重危患者，如用大艾炷重灸关元、神阙等穴，由于艾叶有纯阳的性质，再加上火本属阳，两阳相得，往往可以起到扶阳固脱、回阳救逆、挽救垂危之疾的作用。宋代《针灸资生经》也提道："凡溺死，一宿尚可救，解死人衣，灸脐中即活。"

（二）灸火的助阳作用

艾用于灸法，其功效确非我们意想所能及的。正如《本草纲目》中所说："艾火，灸百病，灸诸风冷疾……火能通经。"艾火的温热刺激能直达深部，经久不消，使人发生畅快之感。若以普通火热，则只觉表层灼痛，而无温煦散寒之作用。特别是化脓灸法，能使衰弱之机能旺盛，也能使亢进之功能得到抑制。虚寒者能补，郁结者能散，有病者能治，特别是当代所谓的疑难杂症，可以说有奇效，而无病者灸之，则可以健身延年。

明代李时珍在《本草纲目》里说："凡用艾叶，须用陈久者，治令软细，谓之熟艾，若生艾绒艾，灸火则易伤人肌脉。"因此，必须用陈久的艾叶，而且越陈越好，有"七年之病，必求三年之艾"的说法，这也确有道理。因新艾含挥发油多，燃之不易熄灭，令人灼痛；陈艾则易燃易灭，可以减少灼痛之苦。艾绒必须预先备制。取陈艾叶经过反复晒杵，筛选干净，除去杂质，令软细如绵，即成为艾绒，方可使用。而艾绒又有两种，以上法炮制者为粗艾绒，500克可得

300～350克，适用于一般灸法。如再精细加工，经过数十日晒，筛拣数十次者，500克只得100～150克，变为土黄色者，为细艾绒，可用于化脓灸法。细艾绒用放大镜一看，好像一堆小毛毛虫，干干净净，没有一点杂质。

《黄帝内经》中说："阳气者，若天与日，失其所则折寿而不彰。"其认为阳气是生命的根本，阳气的充足与否，与人体的衰老和疾病甚至死亡的发生，都有着极为密切的关系。如果我们把阳气算作一百，那么人从生到死，就是阳气从一百到零的过程，也就是说人从生到死，从健康到疾病，就是阳气的消耗过程。故而驱病与养生贵在于保养阳气、强壮阳气。阳气强壮固密，营卫调和，就可以防御外邪之侵袭；脾阳健壮，就可运化精微，营养全身；肾阳充足，能够推动整个机体气血的循环运行，滋养五脏，强壮身体，使邪退而正气充足。这正是道学中所讲的"阳精若壮千年寿""阳精若在必能生"之境界。

艾火有扶助阳气之功。因为在古代，燧人氏以艾绒钻木取火，见艾可以产生火，古人就把太阳称为天之阳，把艾称为地之阳。艾之火是纯阳之火，具有走三阴、通十二经之功，灸火连续燃烧，可使艾火的纯阳温热之气由肌表透达经络，又因经络和脏腑相互联系，能使阳气通达五脏六腑。特别是关元穴、神阙穴、命门穴，位居下焦真阴真阳之处，灸后温热之气，能直达精宫以助元阳。元阳，为全身之真阳，是五脏六腑阳气活动的动力。也可以说关元穴、神阙穴、命门穴是周身阳气之源，坚持不懈地火灸这几个穴位，可以大补元阳。再加上艾灸的特殊配方，使得艾燃烧时产生特殊频率的辐射，使其补阳之力更加显著，从而达到扶阳助阳之功。

艾灸之火力，正是在借太阳之火力，疗身体之寒疾。特别是我们火灸关元、命门穴位，恰恰就是引来了太阳的纯阳之气，作用于人体汇聚全身阳气的任、督二脉，继而通畅了血脉，扶助人体内真元之气。同时，也使我们重新与太阳发生联系，还原了人最原始的生命状态。"灸"在《说文解字》中被解释为"灼"，灼是什么？灼体疗病。所以，在我们的临床治疗上，采用化脓灸法，就是利用瘢痕灸持久刺激，使人体元阳不断地得到扶助与提升。《庄子》中说："丘所谓无病自灸也。"无病自灸，说的就是在没有病的时候，用一些简单的灸法调理身体，达到扶阳强身之目的。所以古人认为，艾草在古代是引来"天火"的圣物。

艾草本身的属性偏于温热，但在古代，它有个别名叫"冰台"。这个名字源于古人对太阳的崇拜和敬仰，人们相信，取自太阳的火是神圣之火。因此，古人发明了一个仪式，用冰刨成最古老的透镜，然后将艾草放在透镜之下，根据现代物理学所说光的折射原理，用太阳的热能点燃艾草，在形式上，就是把"天火"

引到地面上来了，"冰台"的名字也由此而来。"台"这个字，最早的时候，也是"胎"字的原型，很容易联想到，古人是把太阳、火、母亲、人类繁衍联系在一起的。最终，古人们选择了艾草，并一直传承下来了。同时，《针灸资生经》中记载了这一原始的方法："有火珠曜日以艾承之得火，次有火镜耀日亦以艾引得火，此火皆良。"由此可以认为，艾火与艾灸的方法，这种习俗是从上古流传下来的。古人认为，艾草不是一种普通的中药材，而是上帝恩赐人们扶阳助火"圣物"之草。

为什么古人把艾称之为扶阳助火之"圣物"呢？这是因为，艾草这种植物很奇特，它易燃，同时释放出大量烟雾，但却没有明火。灸火点燃之后，就如同引来"天火"，当时的巫师们就在一团烟雾之中开始与"神"对话，制造出一种很神秘的氛围。特别是艾草做成的艾绒，在被点燃之后，产生的烟雾对人体有一种奇特的效果，这种神秘感就在于我们似乎接近了古人想象与思维。按照古时候人们的思维，我们用艾草引来太阳的纯阳之气。一方面，它的热力和气味驱散了体内的寒、湿、风邪，安定了心神，疏通了经络、血脉；另一方面，也补充了人后天的阳气，帮助身体把防御系统坚固起来，靠自己的力量治愈疾病。

生命来源于自然的火种，将它的能量在煮食的时候传递给了食物。食物进入我们的身体，被一点点消化、吸收，又作用于身体的防御机能，保护我们不生病，并且完成日常的生命活动，可以说这是生命中一个能量链。说得简单一点，就是我们吃每一口用火煮出来的食物，都是在用动植物的生命来延续我们的生命，而不管是食物本身，还是将它们煮熟的能量，归根究底都来源于太阳。所以，我们是靠吃"太阳"生存的。所以说点燃艾灸，就是在利于取太阳之火益寿延年。因此，《扁鹊心书》中说道："医之治病用灸，如做饭需薪。"就是要我们不断用艾灸之火，来补充我们身体中的阳气。但现代社会人们的饮食结构是一种"高营养，多寒凉"时代，这些都是在消耗我们体内大量的阳气，而当我们体内之阳气不能足够消化，或是对抗这些"高营养，多寒凉"的时候，我们就会生病。用艾火灸疗治病，从最初的引天火来助身体之阳气，就是利用火的热和艾草接引来的太阳之火，温暖我们的身体。一方面是治愈疾病，另一方面更重要的是可以帮助我们延长寿命，活得更有质量。

从字义上讲，"灸"字底下有个火。我们需要的是一种火的力量。《本草纲目》中提到："阳燧……以艾承之，则得火。"燧，有通道的意思，通往太阳的通道，"燧人氏"钻木取火，用的是木燧。艾绒也是他用来取火的燃物；阳燧则用铜制造，同样用透镜的原理取代"冰"，使用了几千年。而艾草，可以说是为数不多，能将国人与太阳产生关联的事物，它能让人沿着艾灸的产生和发展，重新寻找到曾经的信仰。这是因为：太阳→艾草→火种→生命与人类文明，这几种事物相互联系，环环相扣。而我们身体生命活着的每一天，都需来自太阳的热和来自身体内的元阳之气，而艾火之灸，正是我们取得阳气并与天之阳气相沟通的最佳途径。

俗话说：居家常备艾，老少无疾患。这句话放到阳气普遍不足的今天来说，真是特别经典。人的一生，就是阳气慢慢消耗的过程。现在很多人的身体处于亚健康状态，从临床上来看，大家总感觉睡不醒，早上不想起，起来也没精神；还有人总觉得心情很沉重，身体更沉重。从中医的角度来说，凡是阴暗潮湿的角落，必定是阳光照不到的地方。可以说这个人身体里的湿邪过重，他已经是阳气不足的状态了，尽管他还没有严重到怕冷。却是一种阳虚体质，现代的冷饮与空调应用不适当，可能是造成现代人们普遍阳虚的一个重要因素，只是仍然有大部分人还没有意识到这一点。年轻人，身体好的人，火力旺，暂时不会出问题。但是人总有虚弱的时候，病邪相当有耐心，等身体一虚弱，关在身体里的寒湿之邪就要开始造反了，结果导致了很多病。所谓"病从口入"，入的不是细菌、病毒，而是寒气。寒气从外面进来，在身体里捣乱，这才是病因。用艾灸扶阳助火的方法，把体内之寒湿瘀冷驱赶出去，我们就不得病。得病用艾火灸法扶阳、助阳、通阳，就可以把这些阴寒邪气驱逐出去。

由此可以看出，艾火灸的扶阳、助阳、通阳作用，正如《红炉点雪》书所指出的："火有拔山之力。""若病欲除其根，则一灸胜于药力多矣。"特别是"若年深痼疾，非药力所能除，必借火力以攻拔之"。

（三）刺激扶阳常用穴位

艾灸火热的扶阳助阳作用是显而易见的，与此同时，化脓灸在穴位上产生灼伤疤痕，会在特定的穴位上产生通过穴位与经络持久刺激性作用，通过穴位在自身的助阳作用，与经络内外五脏六腑贯通气血、扶阳益阴、疏通经脉等作用，达到通过扶阳与五脏六腑紧密联系，从而产生具有扶阳抑阴、散寒通脉、温通气血之特定的效果与作用。现就特定的常用扶阳穴位关元、命门、足三里进行阐述如下。

1. 关元穴

（1）穴位取法：关元穴是任脉上最重要的穴位之一。仰卧，关元穴当脐下3寸处，即自己的四指并紧，放在神阙穴下，相当于3寸。

（2）穴位图示：见图1。

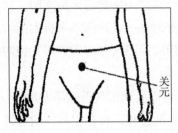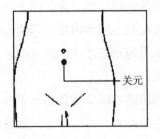

图1　关元穴

（3）主治范围：诸虚百损、积冷虚乏、腹下绞痛、渐入阴中、冷气结块、寒气入腹、四肢厥冷、六脉微细、真阳欲脱、中风脱证、失眠、奔豚、寒邪入腹、水肿腹胀、疝气、虚痨咳嗽、潮热、咯血、大小便失禁、溏泻、便秘、尿频、遗尿、遗精、阳痿、白浊、闭经、不孕、癃闭、便血、尿血、少腹瘀血等。

《神农经》云：治疝癖气痛，可灸二十一壮。

《千金方》云：治瘕癖，灸五十壮。又治久痢百治产瘕，灸三百壮，分十日灸之，并治冷痢腹痛，及脐下结痛，流入阴中，发作无时，仍灸天井百壮。又治霍乱，灸三七壮。又治气淋石淋瘕疝，及脐下三十六种疾，灸五十壮至百壮。又云：胞门闭塞绝子，灸关元三十壮。报之。

《玉龙赋》云：合涌泉、丰隆，为治尸劳之例。又云：兼带脉多灸，堪攻肾败。

《席弘赋》云：治小便不禁。又云：兼照海、阴交、曲泉、气海同泻，治七疝痛如神。

《百症赋》云：无子收阴交、石关之乡。

（4）机理探讨：关元的关，就是闭藏的意思，兼有交通枢纽之意，就像古代的关隘一样；元，就是对"元阴元阳"的简称，好比古代关隘所保护的对象；穴，就是窟窿，或比喻为处所、枢纽。关元穴主管胞宫精室，为元阴元阳之气闭藏之门户，故称关元穴。

关元穴为一身元气所在，属任脉，为生化之源，别名丹田，意为生命之田的意思，人有上、下丹田，关元穴为下丹田。同时，关元穴为任、督、冲一源三歧之源，所谓"肾间动气"之所在。是男子藏精、女子藏血之处，是统摄元气之所。为肝、脾、肾三阴与任脉之会穴，小肠之募穴。《难经·六十六难》集注云："丹田者，人之根元也，精神之所藏，五气之根元，太子之府也。男子藏精，女子主月水，以生养子息，合阴阳之门户也。"用艾火灸关元穴，可使关元穴阳气充足，虚损可复。所以能主治诸虚百损，壮一身之元气。

《素问·灵兰秘典论》曰："小肠者，受盛之官，化物出焉。"小肠手太阳经主降，具有消化吸收营养的功能；肝、脾、肾属足三阴经主升，具有储藏营养的功能。从而可知，肝所藏之血、脾所统之血、心所主之血、肾所藏之精以及肺所主之气，其物质来源都依赖小肠不断地吸收供应营养，来维持生命活动。而小肠之所以能吸收营养，全都是依赖命门真火（肾间动气）充盛。欲使（患者的）命门真火充盛，必须灸小肠募穴关元。因为真火属阳，只有灸才能兴阳（为针所不及），而阳之发生须以真阴为物质基础。小肠内容食物为阴，消化吸收功能为阳，灸之则阳生（增强消化吸收功能）、阴长（被吸收的营养物质增多）。气属阳，血属阴，既补气又补血（元阴元阳）。因此，关元穴的主治首先提出"主诸虚百损"。

所以，《难经》上说："诸十二经脉者，皆系于生气之元。所谓生气之元者，为十二经之根本也，为肾间动气也。此五脏六腑之本，十二经脉之根，呼吸之门，三焦之元。"这段话阐明了五脏六腑的生理活动之动力来源于肾间动气。因此，可知小肠的动力也是来源于肾间动气。肾间动气禀受于先天，是维持生命活动的原动力。而此原动力，在人出生后，需要由小肠不断地吸收营养来充养，才能继续发挥作用（这就是后天补先天的道理）。现代医学研究表明，小肠的蠕动是促进血液循环的原动力。当机体死亡后，血压已经降为零，但只要小肠还在活动，门静脉仍能保持一定的血压。中医学认为，心与小肠相表里，因此，心脏与小肠的协调活动是保持人体血压的最基本因素。但是，血不能自行，而气为血之帅，气运则血行，而气的运行，就是阳气的推动力。

现代医学认为"肠脑"一说，正是强调了中医所说的丹田——关元穴的位置。而全自息理论认为，大脑与"肠脑"有相应的地方，如果用中医脏腑观点，可以说两者呈现脏腑相应的关系。其中大脑为脏，以藏为要，"肠脑"为腑，以通为顺。脏腑功能相互配合与之功能的补充，正是中医文化中上下丹田的相互作用的理论。所以说，灸疗关元穴就是通过局部艾火与穴位刺激的双重作用，达到调整与治疗全身疾病之目的。

一般来说，一个人年过30岁以后，阳气逐渐趋向衰退，而有病之后多数是伤及人的阳气与元气。若灸小肠募穴关元，不仅可以增强小肠消化吸收营养的功能，同时还能治诸虚百损、真阳欲脱等证，特别是重病顽疾，非重灸关元穴扶阳不足以扶阳退阴，只有阳足旺盛，一切阴邪寒疾才能被治愈。

宋代窦材所著《扁鹊心书》云："真阳元气虚则人病，真阳元气脱则人死。

保命之法，灼艾第一，丹药第二，附子第三。人至三十，可三年一灸脐下三百壮；五十可两年一灸脐下三百壮；六十可一年一灸脐下三百壮，令人长生不老。余五十时常灸关元五百壮……遂得老年健康……中风病，方书灸百会、肩井、曲池、三里等多无效。此非黄帝正法，（若）灸关元五百壮，（则）百发百中。中风者，乃肺肾气虚，金水不生，灸关元五百（大）壮（必愈）。"

明代张介宾著《类经图翼》云："关元主诸虚百损……但是（只要属于）积冷虚乏，皆宜灸，多者千余壮，少亦不下二三百壮，活人多矣。"

在临床上，大凡多属于虚寒证者，虽然说有阴虚与阳虚之别，由于在阴阳之间存在着阳主阴从的关系，因此不管其虚证是多么的复杂化，不外乎是阴阳两者之间的亏损，阳虚多寒，灸法可重，阴阳两虚偏阴虚者，灸法可轻。所以，特别是对于体质较弱、病情较重者，唯有用灸法，才能收到复原益气、回阳固脱、温肾健脾之功。凡属于三阴虚寒证者，均宜灸法。

王正龙先生认为，大凡患者是气血两亏非常严重者，基本上都可以施以化脓灸。既用化脓灸，就必须重灸，只有重灸关元，才能起到暖丹田、壮元阳、补肾精、益骨髓的疗效。对于糖尿病、高血压、哮喘、气管炎、肺结核、中风、心脏病、慢性肾病、类风湿、脊柱炎等对于西医来说的不治之症，甚至癌症，通过重灸关元等，都是可以恢复或治愈的。

当对关元穴施灸二三百壮后，会出现"通窜"的感觉，哪里有病，就"通窜"到哪里。比如：子宫有病，就会"通窜"到子宫；前列腺有病，就会"通窜"到前列腺；大肠有病，就自然"通窜"到大肠，直至病除为止。就好像电脑的"杀毒软件"一样，根本就不需要人为去操控，"杀毒软件"会从头到尾、从里到外地将"病毒"全部搜出并杀灭，全凭真阳元气的自然造化功能，绝对不用"越俎代庖"，其效果真是令人不可思议。

在对患者施灸时，一般不论出现什么情况，都应该坚持灸下去，直至被灸的关元穴不觉疼痛或有温水流动的感觉，直至小腹如热水袋一样温热舒服为止。而且，在此之前所出现的情况都是病邪被化解出去的情况。因为人的身体内部是非常"聪明"的，艾火通过穴位的作用，激发了真元的功能，真元又借助艾火的力量祛除寒邪，一旦寒邪被驱净，真元就会恢复"藏而不泄"的功能，将散在外面的热量收回来，达到弥补自身元气之目的。

我们在灸关元穴的时候，会有热流以"关元"为中心向周围辐射，直到这股热流达到布散全身，才是人体阳气充足的表现，同时这种热流通向腿部，脚上会出汗，脚尖会向外出凉气，这就是阴邪下行外出的表现。

2. 命门穴

（1）穴位取法：命门穴是人体督脉上的要穴。命门位于后背两肾之间，第2腰椎棘突下的凹陷中，与肚脐相平对的区域。

（2）穴位图示：见图2。

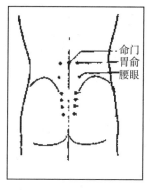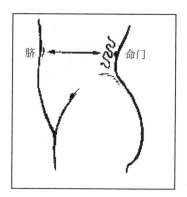

图2 命门穴

（3）主治范围：阳虚怕冷、腰痛腰酸、风寒湿冷、关节疼痛、精力减退、疲劳感、老人斑、青春痘、遗尿遗精、阳痿早泄、月经不调、全身与下肢水肿、耳鸣耳聋，现代肾脏疾病、高血压、低血压、糖尿病、病毒性肝病、风湿与类风湿疾病、艾滋病等。

明代医家赵养奎《医贯》认为灸命门可治：痰证、血证、咳嗽、吐血、喘证、喉咽痛、眼目病、齿病、口疮、耳病、消渴、中满、噎膈、泻痢、大便不通、小便不通与失禁等多种病症。

明代医家张景岳《类经图翼》中云：凡用灸者，所以散寒邪，除阴毒，开郁破滞，助气回阳，火力若到，功非浅显。主治肾虚腰痛，赤白带下，男子泄精耳鸣，手足冷痹挛痂，惊恐头眩，头痛如破，身热如火，骨蒸汗不出，痎疟癥瘕，里急腹痛。

《千金方》云：腰痛不得动者，令病人正立，以竹杖拄地，度至脐，乃取杖度背脊，灸杖头尽处，随年壮良。丈夫痔漏下血，脱肛不食，长泻痢，妇人崩中去血，带下淋浊赤白，皆灸之。

《神农本草经》云：治腰痛，可灸七壮。

《玉龙赋》云：治老人便多，兼肾俞著艾。

《标幽赋》云：兼肝俞，能使瞽士视秋毫之末。

《扁鹊神应针灸玉龙经》云：老人虚弱小便多，夜起频频更若何；针助命门真妙穴，艾加肾俞疾能和。灸二七壮，宜补不宜泻。

（4）机理探讨：命门，命，人之生命根本也。门，出入的门户也，为人体的生命之本。命门名意，现代多指脊骨中的高温高压阴性水液，由此外输督脉。本穴因其位处腰背的正中部位，内连脊骨，在人体重力场中为位置低下之处，脊骨内的高温高压阴性水液由此外输体表督脉，本穴外输的阴性水液，靠自身之强大的阳气推动之力，有维系督脉气血流行不息的作用，为人体的生命之本，故名命门。属累穴。属，类别之意。累，堆叠也。属累名意指本穴气血由督脉之气堆叠而成，亦即为地部经水。理同命门名解。

命门穴，为人体的长寿大穴。命门的功能包括肾阴和肾阳两个方面的作用。现代医学研究表明，命门之火就是人体阳气，从临床看，命门火衰的病与肾阳不足证多属一致。艾灸化脓灸法，不仅能够直接扶助命门之阳气，同时由于命门穴自身的激发人体阳气之功效，并在补命门之火的作用前提下，又具有补肾阳的作用。有学者实验表明：艾灸动物的"命门"穴，发现能显著纠正其"阳虚"程度，而从DNA合成来看，灸五壮显然比灸三壮好。表明长期化脓灸疗对于改善人的阳虚状态是有科学依据的。

"命门"为生命的本原，"元气"、"元精"、"元神"、"元阳"、"元阴"皆可归于命门，人体经脉之根也系于命门。自《难经》起，"命门"的概念与"肾"密不可分。与肾相比其对于生命的意义更重要。人的一生是阳气逐渐消耗的过程，"命门火衰"是人体多种疾病重要原因和必然结果。所以"谨护阳气"与"保精全神"同样重要。而"命门之火宜补不宜泻，宜于水中以补火，尤宜火中以补水"是保持命门水火平衡的重要调整法则。因此，我们认为"命门"是无形的，与肾密切关联的系统，为体内阳气的根本，阴阳的变化、精血的化生皆源于此，命门主导着人体的生长、发育、生殖、衰老的全过程。

明代医家赵献可在《医贯》中提出，命门为人身之大主，强调了命门在人体生命活动过程中的重要作用。指出人的发育过程，先有命门，而后生成五脏六腑，命门为十二脏腑之根，为生命之源。命门在人体生命活动过程中，起主要作用者，乃命门内具之相火，他把相火比喻人体的命门，认为人体五脏六腑之所以能发挥正常作用，同样依赖于命门相火的作用，充分反映出赵献可对命门的重视，认为它是人身之至宝，是生命活动之源。其强调火的作用，认为相火在人身中是起决定性作用的，应当时刻保护，不能任意戕伐。对于命门先天水、火不足的治疗，不是补水，就是补火。而化脓灸直接补火的同时，也持久地在刺激命门穴，以不断地激发阳气生发而使阳气得到强化。

命门在背后正中线，也就是腰部的两肾之间。肾是人的先天之本，人体当中最重要的物质基础——精，就藏在肾当中。肾精是不是充足，直接决定着人体是不是健康。肾阴肾阳（又称元阴元阳）分别藏在命门和肾当中，是人体生命的来源。肾阴的活动，就像水的流动一样，需要阳气的温煦，这里的阳气就是肾阳，而命门就是肾阳藏身的地方，也就是命门之火。如果火力不足的话，就不能推动水的运行，肾水就不能上行，滞留在那里，表现出来的症状就是腰膝酸软、水肿、男性阳痿、女性宫寒不孕等，也就是人们常说的肾阳虚，这时候就需要温肾补阳。从我们大量的临床经验看，现代人肾阳虚为多。所以，补肾壮阳，加大命门之火就显得尤为重要。要强化命门之火最简单的办法，就是对着背后命门穴处"煽风点火"，那就是直接艾灸。

关于命门对人体重要功能的认识，陈士铎在《外经微言》中说道："物之生也，生于阳……阳，火也……先天之阴阳藏之命门。"且"人非火不生，命门属火，先天之火也，十二经得命门之火始能化生"，但其"真火易衰"。表明命门之火乃为全身一阳之火，并是全身阳气之根本，由于后天五脏六腑的不断消耗，加之人的不良生活习惯，如长期饮冷受寒及房室不节等，极易导致先天命门之阳衰弱。而灸疗命门之穴，则要直接温补命门之火，达到强化人体阳气之目的。

明代张景岳就明确指出："真阴真阳皆藏于肾。命门总主乎两肾，两肾皆属于命门。故命门者，为水火之府，为阴阳之宅，为精气之海，为死生之窦。"（《类经附翼》）于是我们可以认为，肾中内寓的肾阴即命门之水，肾中内寓的肾阳即命门之火。由于肾阴对脏腑起着滋养濡润的作用，肾阳对脏腑起着温煦推动的作用，而这些皆可以视为命门的水火作用，故张景岳则进一步强调说："命门为元气之根，为水火之宅。五脏之阴气，非此不能滋；五脏之阳气，非此不能发。"（《景岳全书》）强调命门的"火"——生命活动的动力之源。炼精化气，命门火旺，皆为功家和拳家所追求。由此而强调命门"肾间动气——火"的作用，认为它寄附于肾脏实体，占据着腹部丹田的后部空间即"后丹田"，并以督脉命门穴为其出入的门户，这个地方就是"命门"。我们重视对命门的艾火灸疗，其目的就在于激发命门阳气之功能。

命门穴位于督脉的下部，而督脉为奇经八脉之一，源于胞中，下出于会阴部，向后循行于脊里，上达项后风府，进入脑内，上行巅顶，沿前额下行鼻柱，且借其分支两络于肾，肾为元阳，内寓命门之火。督脉循行于后背正中，背为阳，督脉与全身阳经均交会于大椎，又借肾与元阳密切关联，故曰督脉为阳脉之海，统领一身阳气，调节阳经脉气。正如滑伯仁在《难经本义》所指出的"督之为言都也，为阳脉之海，所以都纲乎阳脉也"。督脉具有统摄全身之阳气、统率诸阳经的作用，对人身五脏六腑之阳气运行、经脉气血流通，都起着决定性的作用。而多灸、重灸命门穴，可以通过命门之火的温热效用，传递到督脉而促进全身阳气强度与力度，通过皮肤穴位热效应激活五脏六腑之功能，达到扶阳助正、祛病强身之目的。

3. 足三里

（1）穴位取法：足三里为足阳明胃经的合穴，胃的下合穴。足三里在小腿前外侧，当犊鼻下3寸，距胫骨前缘一横指。

足三里穴位于外膝眼下四横指、胫骨边缘。从下往上触摸小腿的外侧，左或右膝盖的膝盖骨下面，可摸到凸块（胫骨外侧髁）。由此再往外，斜下方一点之处，还有另一凸块（腓骨小头）。这两块凸骨以线连接，以此线为底边向下做一正三角形。而此正三角形的顶点，正是足三里穴。足三里穴在外膝眼下3寸，距胫骨前嵴一横指，当胫骨前肌上。取穴时，由外膝眼向下量四横指，在腓骨与胫骨之间，由胫骨旁量一横指，该处即是。

（2）穴位图示：见图3。

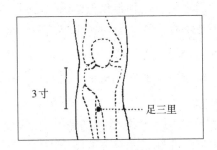
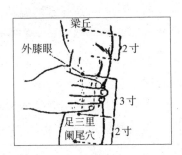

图3　足三里穴

（3）主治范围：脾胃虚寒所导致的如胃炎、胃痛、腰痛、腹泻、痢疾、便秘、呕吐、腹胀、肠鸣、泄泻、疳积、消化不良等消化系统疾病，以及头痛眩晕、下肢瘫痪、半身不遂、膝胫酸痛、癫狂、中风、脚气、水肿、心悸、气短、虚劳羸瘦。其功能有温中焦、散寒湿、理脾胃、调中气、止疼痛，以及升清降浊、通肠消滞、疏风化湿、扶正培元、祛病防病等作用。

根据古今文献记载，足三里为主治一切脾胃虚寒（及或全身阳虚证者）疾患的总穴，应用极广，治疗范围上达头面，下及肢趾，深入脏腑，一切劳损瘦弱慢性疾患。凡有胃肠道失调，运化失职，上中下焦部位，不论虚实寒热各种胃肠疾病，艾灸足三里，能收到运脾养胃、温中散寒、解痛止吐、促进食欲的疗效。特别是对于术后肠道并发症的消除，以及强化肠道功能的恢复，具有很好的临床疗效。

《针灸甲乙经》云：五脏六腑之胀，皆取三里。三里者，胀者要穴也。水腹胀、皮肿，三里主之。

《华佗中藏经》：三里主五劳七伤羸瘦，七伤虚乏之疾，胸中瘀血，乳痈。

《千金翼方》云：主胃胀中寒，胀满肠中雷鸣，气上冲胸，喘不能久立。腹痛，胸腹中瘀血，小腹胀，皮肿，阴气不足，小腹坚。伤寒热不已，热病汗不出，喜呕口苦，壮热，身反折，口噤，颐肿痛不能回视，喜悲，口澼，乳肿，喉痹不能言，胃气不足，久泻痢，食不化，肋下支满，膝痿寒热，消谷善饥，腹热身烦，烦言，乳痛，恶闻食臭，狂歌妄笑，恶怒大骂，霍乱，遗尿，失气阳厥，凄凄恶寒，头眩，小便不利，脚气。

《针灸大成》云：未中风时，一两个月或三四个月前，不时足胫痠重麻，良久方解，此将中风之候也，便宜急灸足三里、绝骨四处各三壮。

《灸法口诀指南》云：膈证，便血，上火，凡灸过上部者，须少灸此处以减火气。此外，凡灸四华膏肓、百会等上部穴位时，尤须灸此。又人过四十岁以后，阳气渐衰，火气易上冲，常灸此穴三到五壮，可防上逆。

《胜玉歌》云：两膝无端肿如斗，膝眼三里艾当灸。

《行针指要歌》云：或针痰，先针中脘、三里间。

《医说》云：若要安，三里莫要干。（不断地灸三里，总有脓水流出。）患风痰人，宜灸三里者，五脏六腑之沟渠也。常欲宣通，即无风疾。

《中医针科纲要》：百病莫忘足三里，诚为治病壮身第一要穴。足三里为胃之枢纽，刺之可壮人之元阳，补脏腑亏损。凡寒气积聚之肿胀癥瘕得温之、化之。湿浊之肿胀燥之，消之，导痰消滞，升清降浊，补中升阳，无所不能。

《针灸真髓》云：鼻塞，鼻管干燥，愈头痛。

《太乙神针临界症录》：足三里为土中之土，土能生万物，又能腐物，胃为五谷之海，后天之本，人之五脏六腑全靠胃气旺盛，而营养之，有胃气者生，无胃气者亡。故取足三里，以健胃气，而补脏腑之亏损犹如独参汤之作用，因此足三里为全身保健要穴。

（4）机理探讨：足三里，指穴所在部位为足部，别于手三里穴之名也。三里，指穴内物质作用的范围也。该穴名意指胃经气血物质在此形成较大的范围，且本穴物质为犊鼻穴传来的地部经水至本穴后，散于本穴的开阔之地，经水大量气化上行于天，形成一个较大气血场范围，如三里方圆之地，故名。三里、下三里名义与该穴同，下，指本穴位处足之下部，别于手三里穴所在之部。

《四总穴歌》中说"肚腹三里留"。意思是说，凡是肚子、腹部的病痛，都可以通过足三里穴来治疗。足三里这个穴为什么叫"足三里"呢？其实，"里"通"理"，就是管理、调理的意思。足三里可以写作"足三理"，意思是，可以通过这个穴对身体进行多种多样的调理。"三理"到底是哪三理呢？就是理上、理中、理下。胃处在肚腹的上部，胃胀、胃脘疼痛的时候就要"理上"；按足三里的时候要同时往上方用力；腹部正中出现不适，就需要"理中"，只用往内按就行了；小腹在肚腹的下部，小腹疼痛，得在按住足三里的同时往下方使劲，这叫"理下"；同时，"三理"还有理上焦、中焦、下焦三焦的功用，所以称之为三里。

艾火灸足三里，不仅是扶脾胃之阳气、治疗全身疾病的重要穴位，同时也是自古至今最为经典的强身健体方法。民间即有谚语"艾灸足三里，胜吃老母鸡"之说。传统中医理论认为，鸡肉能补肾益精、补益脾胃、补血养阴，可用于治疗阳痿、遗精、少精、食欲不振、面色萎黄或产后体虚、头晕、少乳及闭经、月经量少等。妇科名药"乌鸡白凤丸"就是以乌骨鸡为主要成分。尤其是老母鸡的补益作用更高，对于病久体虚的人颇为适宜。人们在不断与疾病作斗争的过程中，发现足三里具有和鸡肉类似的作用，是人体的保健要穴，同样可以用于补肾益精、补益脾胃、补血养阴等。俗话说："若要安，三里常不干。"这句话的字面意思是，如果想要身体安康，就要使足三里常常保持"不干"的状态。那么，如何保持这种"不干"的状态呢？古人常常采用"化脓灸"，那就是每天灸足三里穴一次，穴位处出现小水疱后停止艾灸，并保持局部皮肤清洁，待水疱自行吸收。古人认为这样做，相当于每天进补一只老母鸡的效果。而且在当时物质文明尚不发达的条件下，这种保健方法是很经济也很方便的。

艾灸足三里用于防病保健，增强机体抗病能力，早已为历代医家所认同。在五行学说中，胃属土，胃经上的足三里是土经中的土穴，尤善健脾和胃。凡胃肠道疾病，不论虚实寒热之证，都可针灸足三里调治。中医认为，脾胃为后天之本，气血生化之源，五脏六腑赖之充养。所以，调补脾胃重灸其足三里穴可以补益气血，扶正培元，达到保健防病、强身健体的目的。《针灸真髓》曰："三里养先后天之气，灸三里可使元气不衰，故称长寿之灸"。常灸之保健防病，延年益寿，增强体力，解除疲劳，预防衰老，对结核病、感冒、高血压、低血压、动脉硬化、冠心病心绞痛、风心病、肺心病、脑出血等都有防治作用。对体质虚弱者，尤其是肠胃功能不好，抵抗力减低的人宜用此法增强体质。

艾灸调整人体的机能具有整体性，通过温热刺激足三里，促进气血运行，起到散寒驱邪、止痛、化瘀消肿的作用，并能健脾补胃，增强正气的抗邪抗病能力，提高机体的免疫功能，从而发挥其防病强身、延年益寿的作用。现代医学实验研究表明，艾灸足三里能提高红细胞免疫功能，而且效果与艾灸的时间有一定的关系。

艾灸足三里为什么能健脾胃、助阳气、强身体、祛病邪之作用呢？在《针灸神书》里这样写道："治胃中寒，心腹胀满，胃气不足，闻食臭肠鸣，腹痛食不化，此穴诸病皆治，及疗食气水气，蛊毒痃癖，四肢肿满，膝腰酸痛，目不明，五劳七伤，胸中瘀血，乳痈。"金元四大家之一的李东垣擅补脾胃，其在《脾胃论》中曾说道："阳气陷入阴气之中……则灸之。"显然是通过艾火灸脾胃之重要穴位，来达到其升阳益胃、升阳散火之目的的。而化脓灸之法，则是持久刺激脾胃重要穴位足三里，达到李东垣所倡导的升阳益胃的功能。

中医认为，脾胃为后天之本，后天之本是什么呢？就是人体生命通过不断地补充食物与能量，才能保持生命之活力。通过艾灸人体中的足三里，就等于强化了人体脾胃之后天之本，后天之本的强健又促进了先天之本命门与肾的功能，因此，足三里是一个滋补强壮穴位。艾火灸该穴位，不仅可治疗胃痛、腹痛、腹泻等消化系统疾病，同时对于治疗现代的疑难杂症如高血压、贫血、虚弱、下肢瘫痪、膝关节疾病等多种病患也有良好的作用。

特别是化脓艾灸术，我们采用多灸重灸之法，对于脾胃及全身性虚寒证之人，以及30岁以上的人强身健体尤为重要。王焘在《外台秘要》中说："凡人年三十以上若不灸三里，令人气上眼暗，阳气逐渐衰弱，所以三里下气也。"就是说，30岁以上的人阳气逐渐衰弱，灸足三里穴可补气壮阳，不仅能够扶助后天之本脾胃之阳气，同时还能间接达到扶助先天命门之火的作用。

4. 大椎穴

（1）穴位取法：大椎穴位于人体背部脊柱正中，第7颈椎棘突下凹陷中。即大椎位于后正中线上，在第7颈椎与第1胸椎棘突之间，当人们低头或弯腰低头时，在最顶端的骨头突起最为显著的就是第7颈椎棘突，也就相当于大椎穴的位置，而穴位就位于其下方的凹陷中。

（2）穴位图示：见图4。

（3）主治范围：明代张景岳认为，大椎为骨会，骨病者可灸之。

主治五劳七伤乏力，风劳食气，阂疟久不愈，肺胀胁满，呕吐上气，背膊拘急，项颈强不得回顾。一云能泄胸中之热及诸热气。若灸寒热之法，先大椎，次长强，以年为壮数。一云治身痛寒热风气痛。一云治衄血不止，灸二三十壮，断根不发。

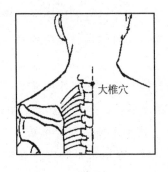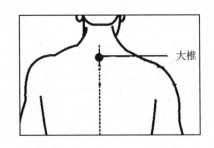

图4　大椎穴

《千金方》云：凡疟有不可瘥者，从未发前灸大椎至发时满百壮，无不瘥。又云：诸烦热时气温病，灸大椎百壮，刺三分泻之。又治气短不语，灸随年壮。又治颈瘰，灸百壮，及大椎两边相去各一寸半少垂下，各三十壮。

《玉龙赋》云：百劳止虚汗。

《神农经》云：治小儿急慢惊风。

时传以此治百病（《类经图翼》）。

现代认为大椎主治有热病，疟疾，咳嗽，喘逆，骨蒸潮热，项强，肩背痛，腰脊强，角弓反张，小儿惊风，癫狂痫证，五劳虚损，七伤乏力，中暑，霍乱，呕吐，黄疸，风疹。

（4）机理探讨：大椎之名。大，多也。椎，锤击之器也，此指穴内的气血物质为实而非虚也。大椎名意，指手足三阳的阳热之气由此汇入本穴，并与督脉的阳气上行头颈。本穴物质一为督脉陶道穴传来的充足阳气，二为手足三阳经外散于背部阳面的阳气，穴内的阳气充足满盛如椎般坚实，故名大椎。

本穴又名百劳。百，数量词，多之意。劳，劳作也。百劳名意指穴内气血为人体的各条阳经上行气血汇聚而成。

本穴又名上杼。上，上行也。杼，织布的梭子，此指穴内气血为坚实饱满之状。上杼名意指穴内的阳气为坚实饱满之状。

大椎穴，属督脉，乃手足三阳及督脉之会。本穴物质为手足三阳经的阳气及督脉的阳气汇合而成，故为手足三阳及督脉之会。督脉，总督诸阳，是阳脉之海。督脉主要行于后正中线上，而背面相对于腹面来说，就是阳面，劳作时朝天的一面，接受阳气的一面。大椎位于后正中线上，在第7颈椎与第1胸椎棘突之间。大椎就位于督脉上，且位置相对较高，上位阳。为什么叫大椎呢？在古代，人都是下田劳作的，劳作时弯腰低头，在最顶端的骨头就是第7颈椎棘突，也就相当于大椎穴的位置。那大椎也可以理解为接受阳气较多的位置。

大椎穴，古人多用于热证，实热证的泄热，可以点刺放血、梅花针敲刺、拔罐、针刺，使用相应手法也可用于感冒泄热发汗。大椎可以用灸，是一个很适合多种灸法的穴位，因为灸法可以直接助人气阳气，况且灸法扶阳通过此穴位，能直达人体之督脉，注入阳脉之会，对全身多种疾病的治疗与恢复，都有很好的促进作用。

大椎穴又名百劳穴，是督脉、手足三阳经、阳维脉之会，有诸阳之会和阳脉之海之称。此穴有解表、疏风、散寒，温阳、通阳、清心、宁神、健脑、消除疲劳、增强体质、强壮全身的作用，现代研究发现艾灸大椎穴，可增加淋巴细胞的数量，提高淋巴细胞的转化率，具有提高机体细胞免疫的功能。艾灸此穴，可用于老年人项背畏寒，用脑过度引起的疲劳、头涨、头晕，伏案或低头过度引起的项强不适、颈椎病，血管紧张性头痛等。

大椎穴还有明显的退热作用，艾灸大椎穴，能防治感冒、气管炎、肺炎等上呼吸道感染，还可用于肺气肿、哮喘的防治。

5. 中脘穴

（1）穴位取法：中脘穴位于上脘下1寸，脐上4寸，居岐骨与脐之中。中脘穴属任脉，位于腹部正中线，取法是胸骨剑突下与肚脐边线上的中点上。

（2）穴位图示：见图5。

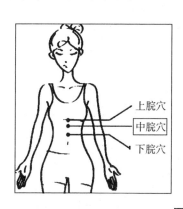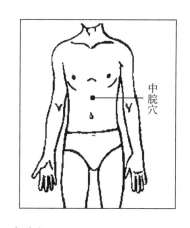

图5　中脘穴

（3）主治范围：明代张景岳认为，可灸二七壮至百壮。孕妇不可灸。

主治心下胀满，伤饱食不化，五膈五噎，反胃不食，心脾烦热疼痛，积聚痰饮面黄，伤寒饮水过多，腹胀气喘，温疟，霍乱吐泻，寒热不已，或因读书得奔豚气上攻，伏梁心下，寒癖结气。凡脾冷不可忍，心下胀满，饮食不进不化，气结疼痛雷鸣者，皆宜灸之。此为腑会，故凡腑病者当治之。

《千金方》云：虚劳吐血，呕逆不下食，多饱多睡，百病，灸三百壮。又治胀满水肿，气聚寒冷，灸百壮，三报之。又奔豚伏梁冷气，刺八分，留七分，泻五吸，仍日灸二七至四百壮。又主五毒注不能食饮，灸至千壮。又治霍乱先腹痛，久二七壮，不瘥，更二七壮。又治中恶，灸五十壮。

《玉龙赋》云：兼腕骨，疗脾虚黄疸。又云：合上脘，治九种心疼。

《百证赋》云：主治积痢。

《灵光赋》云：兼下脘，治腹坚。

《捷径》云：治食噎（《类经图翼》）。

临床用中脘穴可治疗胃痛、腹胀、肠鸣、呕吐、泄泻、痢疾、黄疸、癫狂、便血、疳积、肝胃虚弱（《会元针灸学》）。

现代中脘穴主要用于治疗胃脘痛，腹胀，呕吐，呃逆，反胃，吞酸，纳呆，食不化，疳积，膨胀，黄疸，肠鸣，泻痢，便秘，便血，胁下坚痛，虚劳吐血，哮喘，头痛，失眠，惊悸，怔忡，脏躁，癫狂，痫证，尸厥，惊风，产后血晕。

（4）机理探讨：中脘穴又名太仓，一名胃脘，一名上纪。属胃之募穴也，为腑之会，手太阳少阳足阳明所生，任脉之会。

中脘名意。中，指本穴相对于上脘穴、下脘穴二穴而为中也。脘，空腔也。该穴名意指任脉的地部经水由此向下而行。本穴物质为任脉上部经脉的下行经水，至本穴后，经水继续向下而行，如流入任脉下部的巨大空腔，故名。中管、中碗名意与中脘同，碗通脘。

本穴又名上纪。上，上部也。纪，纲纪之意。上纪名意指本穴对胸腹体表的气血有抓总提纲的作用。本穴物质为胸腹上部下行而至的地部经水，在本穴为先聚集后下行，本穴如有对胸腹体表气血抓总提纲的作用，故名上纪。

本穴又名胃脘。胃，胃腑也。脘，空腔也。胃脘名意指本穴气血直接作用于胃腑。本穴气血为地部经水，性温，与胃经气血同性，可直接调控胃腑气血的阴阳虚实，故名胃脘。胃管名意与胃脘同，管通脘。

本穴又名大仓。大，与小相对，大也。仓，仓库也。大仓名意指本穴为地部经水汇聚的大仓库。理同中脘名解。太仓名意与大仓同。

本穴又名三管。三，指手太阳小肠经、手少阳三焦经、足阳明胃经三经也。管，孔也。三管名意指手太阳、手少阳、足阳明三经的冷降之水皆由本穴聚集下流。

中脘穴乃手太阳、手少阳、足阳明任脉之会。本穴物质为地部经水，它不光来自于任脉上部经脉的冷降之水，还有手太阳、手少阳、足阳明三经的冷降水液，故为手太阳、手少阳、足阳明任脉之会。

中脘穴的位置非常特殊，足阳明胃经在这里，手太阳小肠经在这里，还有腑会也在这里。除此以外，中脘穴还有一个称呼是募穴，胃的募穴。胃的精气反映到胸腹部的特殊部位，所以中脘既是胃的募穴，又是八会穴里的腑会，还是手太阳小肠经和足阳明胃经交会的穴位。中脘穴是一个交会穴，就是不同的经脉交会在一起的穴位。中脘穴是任脉上的穴位，足阳明胃经、手太阳小肠经这两条经脉交会在中脘这个位置上。交会在这个地方以后，两条经脉继续向下走。

中脘穴有调胃补气、化湿和中、降逆止呕的作用。《针灸甲乙经》载："胃胀者腹满胃脘痛，鼻闻焦臭妨于食，大便难，中脘主之，亦取章门。"又载："伤忧思气积，中脘主之。"《玉龙歌》说："黄疸四肢无力，中脘、足三里。"实验观察发现，艾灸小白鼠"中脘"穴，能增加单核巨噬细胞的吞噬功能，艾灸中脘穴后能使胃的蠕动增强，幽门立即开放，胃下缘轻度提高，空肠黏膜皱襞增深、肠动力增强。艾灸中脘有利于提高脾胃功能，促进消化吸收和增强人的抵抗力，对于胃脘胀痛、呕吐、呃逆、吞酸、食欲不振等有较好疗效。

在中医理论中，胃是五脏六腑之中的一个重要器官，是六腑之一。我们每一个人禀受先天之肾气才能够生长发育，然而肾之所以能够担负起这样的任务，主要还依靠后天的水谷之气不断供给养料。胃就是这样一个重要的器官。胃的重要作用不单单在于暂时容纳我们每天吃下来的食物和水等物质，还有一个帮助初步消化的功能。"胃为水谷之海"，饮食入胃以后，首先要经过胃的腐熟阶段，而腐熟水谷正是胃的功能。所以将胃的功能和肾的功能称为"肾为先天之根，胃为后天之本"。由此可见胃气之盛衰对人体健康的关系是很大的，因为五脏六腑都要得到来自于胃的水谷之气才能发挥各自的生理功能。

"人食五谷杂粮，孰能无疾"，而饮食入口，首先影响的也是胃。胃之所以能作为水谷之海，换句话说胃之所以能容纳我们每天吃进的食物、喝进的饮料，这一切都要以胃的功能正常为前提。胃的功能一旦失常，第一反应就是看到什么食物都没有食欲，也就是胃口不好，中医称为"纳呆"，就是不想吃饭，吃下去也消化不了，胃胀、食欲减退。由于胃又是一个给人体的其他脏腑提供营养的仓库，所以胃的功能发生病变，日久则可使其他脏腑的作用受到影响，或导致疾病。如胃气竭绝，则五脏六腑的功能活动，如同孤军作战，断绝了后方的支援，生命将难以维持。

胃胀、食欲不振是现代人消化系统最常见的一些症状。引起这些症状的原因除了先天不足之外，现代社会越来越快的生活节奏、高的工作强度、不良的生活习惯、人际关系的紧张等也是非常关键的因素。当您出现胃胀、食欲不振等症状的时候，可以通过艾灸中脘穴来帮助缓解。

中脘穴，出自于现存最早的一部针灸专著《针灸甲乙经》，这个穴位位于任脉上，我们知道任脉是在人体的前正中线上。这个穴位之所以重要，是因为它是胃的募穴，即胃的精气反映到胸腹部的特殊部位。同时它又是八会穴里的腑会，和胆、三焦、小肠、大肠等的关系都非常密切。它所在的位置也非常特殊，中脘穴位于膈下脐以上，膈下脐上属中焦，是脾胃所在的部位，《经穴选解》中解释："中脘穴在胃之中，正当胃小弯处，故名中脘。"故中脘穴能治疗胃脘痛、呕吐、食不消化、腹胀等病症。在《扁鹊心书》中记载："窦材曾遇一妇人产后发昏，二目滞涩，面上发麻，牙关紧急，二手拘挛。窦材曰：此胃气闭也，胃脉挟口环唇，出于齿缝，故见此证。令灸中脘穴五十壮，即日而愈。"

6. 肾俞穴

（1）穴位取法：肾俞穴位于腰部，当第2腰椎棘突下，旁开1.5寸。该穴位于命门穴两侧，各有一个肾俞穴，与命门穴有密切的联系。

（2）穴位图示：见图6。

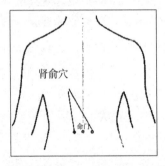

图6　肾俞穴

（3）主治范围：主治虚劳羸瘦，面目黄黑，耳聋，肾虚水藏久冷，腰痛梦遗精滑，脚膝拘急，身热头重振寒，心腹撑胀，两胁满痛引少腹，少气溺血，便浊淫泊，赤白带下，月经不调，阴中痛，五劳七伤，虚惫无力，足寒如冰，洞泄食不化，身肿如水，男女久积气痛，变成劳疾。此穴主泄五脏之热，与脏俞同。

《千金方》云：肾间风虚，灸百壮。又小便浊，梦遗失精，灸百壮。又云：肾俞主五脏虚劳，少腹弦急胀热，灸五十壮，老少减之。若虚冷，可百壮，横三间寸灸之。又消渴口干，同腰目灸之。又尿血，灸百壮。又百病水肿，灸百壮。

《玉龙赋》云：兼命门，治老人便多。又兼心俞，治腰肾虚乏之梦遗。

《百症赋》云：兼巨髎穴，能除胸膈停留瘀血。

《通玄赋》云：能泻尽腰股之痛。

一传治色欲过度，虚肿耳痛耳鸣（《类经图翼》）。

《针灸甲乙经》云：寒热，食多身羸瘦，两胁引痛，心下贲痛，心如悬，下引脐，少腹争痛，热，面急，目䀮䀮，久喘咳，少气，溺浊赤。

《针灸大成》云：肾俞主诸虚，令人有子，及耳聋，吐血，腰痛，妇劳疸，妇人赤白带下，小腹痛，腹痛，胃脘痛，胃痛，遍身肿满，消渴，小腹冷痛，小便黄赤，老者便多，阴茎痛，阴肿，腰肾虚乏之梦遗，遗精白浊，月水不调，妇人血积痛，肾虚腰痛，虚损湿滞腰痛，腰脊项背疼痛，腰痛起止艰难，耳聋，耳内虚鸣，足挛，头重身热，风痓，五脏结热，身目俱黄，疟疾大热不退，肾虚头痛。

《针灸集成》云：肾虚消渴，尿血，遗精，阳痿，月经断绝，赤白带下，痰涎，痰喘，腰痛不能伸，腰脊疼痛，老人腰痛，女劳疸，肾疸，面苍黑，虚劳羸瘦，奔豚气，小腹积聚、腰脊周痹、咳嗽大便难，脐下结块如盆，骨髓冷痛，肾厥头痛，阴头痛，溺白浊，白浊，饮食困惫。

《神灸经纶》云：气噎，心脾胀痛，久泻滑脱下陷，劳淋，精冷无子，胎屡坠，风烂眼，小儿食积肚大。

《针灸逢源》云：洞泄不止，血鼓，痞块，白浊，血崩，赤白带，阳痿，肾疟令人洒热，女劳疸。

《针灸大全》云：夜梦鬼交，女劳，闪挫腰痛，虚损湿滞，腰痛。

《针灸资生经》云：耳鸣，呕吐，百病水肿，目不明，风头痛。

《针灸聚英》云：梦遗，头肿身热，四逆，湿热相火，腰肾虚乏之梦遗。

《采艾编翼》云：瘰疬，遗精，热痉，劳淋。

现代用肾俞穴主治疾病主要有腰痛、肾脏病、高血压、低血压、耳鸣、精力减退等。

《穴位解剖与临床应用》：肾炎，肾绞痛，肾下垂，腰痛，遗精，遗尿，阳痿，月经不调，支气管哮喘，耳鸣，耳聋，脱发，贫血，腰部软组织损伤，小儿麻痹后遗症等。

《中国针灸学》：肾炎，膀胱麻痹及痉挛，腰神经痛，淋病，血尿，糖尿病，精液缺乏，身体羸瘦，月经不调，失精，一切泌尿器疾患。

《腧穴学》：腰膝酸痛，目昏，耳鸣，耳聋，遗精，阳痿，遗尿，小便频数，月经不调，白带，水肿，小便不利，洞泄不化，咳喘少气，癫疾，肾炎、尿路感染，半身不遂。

《肾俞穴》：慢性支气管炎，支气管哮喘，前列腺炎，阳痿，泌尿系结石，肾绞痛，尿潴留，尿失禁，慢性肾炎综合征，急性腰扭伤，腰椎间盘突出症，腰肌劳损，腰痛，坐骨神经痛，遗尿，小儿腹泻，妇科痛经，围绝经期综合征，妇女不孕症，内科腹泻，糖尿病，强直性脊柱炎，失眠等。

（4）机理探讨：肾俞之意指：肾者，肾脏也；俞者，转输也。肾俞之名，其意名指肾脏的寒湿水气由此外输膀胱经。

肾俞还有一个名字叫高盖。高者，天部也，气也；盖者，护盖也。高盖，名意指肾脏外输膀胱经的气血物质为天部的水湿之气，本穴物质为肾脏输出的寒湿水气，所处为天部，为卫外之护盖，故又名高盖。

肾，指肾脏本脏，又藏也，泻也。俞，同腧，同输，又通枢。肾俞意指内通肾脏，引水藏精。肾，藏也，《素问·六节藏象论》云："肾者主蛰，封藏之本，精之处也。"《素问·上古天真论》中说："肾者主水，受脏六腑之精而藏之。"又写也，《白虎通·情性》曰："肾之为言写也，以窍写也。"《释名·释形体》中说："肾，引也，肾属水，主引水气灌注诸脉也。"《针灸穴名释义》云："肾俞者，藏精之关，引水之宅也。"

肾俞穴是背俞穴之一。背俞穴是五脏六腑之精气输注于体表的部位，是调节脏腑功能、振奋人体正气的要穴。《类经》中说"十二俞皆通于脏气"。背俞穴都分布在腰背部膀胱经上，各脏腑的背俞穴与相应的脏腑位置基本对应。肾俞穴所处的位置与肾脏所在部位也是对应的，为肾脏之气输通出入之处。因此，肾俞穴对于肾脏的功能有着非常重要的保健作用。

肾俞穴可以治疗哪些常见疾病呢？鉴于肾俞穴调节肾脏的功能，基本上与肾虚有关的疾病都可以考虑使用它，比如耳聋、耳鸣、久咳、哮喘，以及男性阳痿、早泄、遗精、不育，女性月经病、不孕、子宫脱垂等，另外对泌尿系统、消化系统疾病也非常有效。

腰为肾之府，由于肾俞穴属于膀胱经，膀胱经与肾经相表里，刺激膀胱经上的肾俞穴能起到调节肾经的作用；加上肾俞穴是肾的背俞穴，是肾气输注的地方，所以肾俞穴是治疗腰痛的首选穴。特别灸法治疗腰痛，其不仅仅是助阳益肾之局部作用，而对全身肾气的补充与调节都有着显著的临床疗效。

肾俞穴在命门穴两侧，其不仅仅能治本身的病症，对命门的命火也有促进作用。命门穴的养肾功能包括养肾阴和养肾阳两方面。中医认为命门是两肾之间的动气，蕴藏先天之气，内藏真火，称为"命门火"，命门火衰的人会出现四肢清冷、五更泻的问题。命门之火就是人体的阳气，命门火衰的病症与肾阳不足证大多一致。很多人有四肢冰冷的问题，睡觉时也总是不暖和，其实这就是中医里所说的"命门火衰"之相。而灸法治疗肾俞穴也等于间接地助命门之火，添命门之精，对于多种疾病的治疗与恢复都有促进作用。

肾是主藏精之处，而肾俞穴又是直通肾藏之处的要道，而灸法温热扶阳之效常常能助肾精密藏与气化。藏精，是肾的主要生理功能，即是说肾对于精气具有闭藏作用。肾所藏的精，包括先天之精和后天之精两部分。所谓先天之精，即禀受于父母的生殖之精，它是构成胚胎发育的原始物质，具有生殖、繁衍后代的基本功能，并决定着每个人的体质、生理、发育，在一定程度上还决定着寿命。在出生离开母体后，这精就藏于肾，成为肾精的一部分，它是代代相传、繁殖、生育的物质基础。所谓后天之精，即指脏腑之精，是饮食水谷所化生的各种精微物质。因为这精来源于出生后，依赖于脾胃所化生，故称之为后天之精。它是维持人体生命活动的营养物质，主要分布到五脏六腑、皮毛筋骨，以发挥其滋养濡润作用。其通过代谢平衡后所剩余的部分，则输注到肾脏，成为肾精的一部分。

肾藏精的生理功能十分重要，是生养身体的根本。而肾所藏之精属于物质，这种物质又可转化为功能，即肾精能化气，肾精所化之气，称为肾气。肾气保证了人体的健康功能。肾中精气的盛衰，决定着人体的生长、发育过程和生殖机能的旺盛与衰减。一方面，肾藏精，肾精是人体胚胎发育的基本物质，是生命起源的物质基础。另一方面，肾精又能促进生殖器官发育，使生殖机能成熟并维持生殖机能旺盛不衰。

人在出生以后，由于先天之精不断得到后天之精的滋养，肾的精气逐渐充盛，发育到青春期，体内就产生了一种促进生殖机能成熟的物质，中医学称之为天癸。所谓天癸，乃是一种促进性腺发育成熟的物质。它来源于男女之肾精，主要由先天之精所化，又不断得到后天之精的滋养和充盈。天癸能促进人体的生长发育与生殖。当天癸发展到一定水平时，则男子出现排精现象，女子按时排泄月经，男女性机能开始成熟，并已具备生殖能力。此后，随着年龄的变化，肾精由充盛而逐渐衰减，天癸也逐渐减少，生殖能力逐渐减弱，直至丧失。由此可见，天癸的盛衰主要依赖于肾中精气的盛衰，而人体的生殖机能，主要通过天癸而发挥作用。既然肾中精气的盛衰直接影响到人体的生殖机能，所以当肾中精气衰减时就会导致性机能和生殖机能的异常。而对于性机能和生殖机能的病变，采用灸法与益肾精中药治疗，往往有相得益彰之效果。

既然肾中精气的盛衰决定着人体的生长、发育，那么在肾中精气不足时，往往出现生长发育方面的异常，如在幼年时期，肾中精气不足，则可致生长、发育迟缓，智力低下，或五迟（立迟、行迟、齿迟、语迟、发迟）、五软（手足软、头软、颈软、肌肉软、口软）；在成年时期，如肾中精气亏损过度，则可未老先衰，表现为发脱齿摇，头晕耳鸣，记忆力减退，性功能衰弱。因此，临床上常采用补肾精的方法治疗，虽然能获得一定疗效，但效果比较缓慢，如果结合灸法扶阳直接打通入肾之通道，往往会有事半功倍之效果。

肾藏精，肾精化生肾气，肾精充足，则肾气旺盛；肾精亏损，则肾气衰弱。肾精与肾气互为体用，故有时将两者合称为精气。肾中精气是机体生命活动的根本，对机体各种生理活动均起着极为重要的作用，故肾被看作先天之本。从阴阳属性来分，精属有形，为阴；气属无形，为阳。所以亦称肾精为肾阴，称肾气为肾阳，又称元阴和元阳。肾阴是一身阴液的本源，对机体各脏腑组织器官起着滋润、濡养作用。肾阳是一身阳气的根本，它对机体各脏腑组织器官起着温煦和推动作用。而扶阳灸法，就能直接达到温肾扶阳助火之目的，而当阳气充足之时，人体气化能力与密藏功能都会得到加强，特别是通过肾俞穴灸火直达肾藏精之处，再结合益肾填精之品，往往有其他方法无法替代的功效。

四、化脓灸的治病机理

化脓灸操作方法：是用艾绒做成麦粒大小的圆锥形艾炷，然后把它直立旋转于穴位之上，再用香从顶尖轻轻接触点着，直到患者喊痛的时候，医生再迅速把它按灭，同时用左手拇指、食指、中指按摩穴道周围，可以减轻病人痛苦。其实，只要灸几次，再灸就不太痛了，如果耐心治疗十多次，用不了多久就能产生一定的疗效。化脓灸的部位一般是四肢、腹部、腰部。用这种灸法，初灸之后，皮肤局部会变黑、变硬、结痂，下次再灸就在硬痂上施灸。如果化脓，可以按压，排出脓液再灸，如果痂皮脱落，可以用敷料覆盖，等结痂后再灸。

《神灸经论》中云："夫灸取之于火，以火性热而至速，体柔而用刚，能消阴翳，走而不守，善入脏腑。取艾之辛香作柱，能通十二经，入三阴，理气血，以治百病，效如反掌。"从中我们可以得知，灸疗之时，借灸火的温和热力及药物作用，通过经络的传导，以温通经脉、调和气血、协调阴阳、扶正祛邪，达到治疗疾病、防病保健之功效，《黄帝内经》的《灵枢·官能》说："针所不为，灸之所宜。"《医学入门》亦说："药之不及，针之不到，必须灸之。"

（一）整体治疗的作用机理

1. 扶阳助正，回阳固脱

艾火及局部穴位的助阳功用，特别是艾火的直接扶助阳气作用，发挥着重要的扶阳助正功效。这是因为，人生赖阳气为根本，得其所则人寿，失其所则人夭。故阳病则阴盛，阴盛则为寒、为厥，或元气虚陷，脉微欲脱。当此之时，正如《素问·厥论》所云："阳气衰于下，则为寒厥。"阳气衰微则阴气独盛，阳气不通于手足，则手足逆冷。凡大病危疾，阳气衰微，阴阳离决等症，用大炷重灸，能祛除阴寒，回阳救脱。此为其他法所不及的。宋代《针灸资生经》也提道："凡溺死，一宿尚可救，解死人衣，灸脐中即活。"《伤寒论》指出："少阴病吐利，手足逆冷……脉不至者，灸少阴七壮。""下利，手足厥冷，烦躁，灸厥阴，无脉者，灸之"。说明凡出现呕吐、下利、手足厥冷、脉弱等阳气虚脱的重危患者，如用大艾炷重灸关元、神阙、命门等穴，由于艾叶有纯阳的性质，再加上火本属阳，两阳相得，往往可以起到扶阳固脱，回阳救逆，挽救垂危之疾的作用，在临床上常用于阳脱阴厥证等急症的急救，往往有扶阳起死回生之效。

化脓灸所采用的方法，对局部穴位有较强的刺激性，有使皮肤发疱的作用，甚者发疱化脓，使渗出液增加，能发挥持久的穴位刺激效果。人的一生是一个阳消阴长的慢性过程，在这种自然过程中，由于现代社会"高营养、多寒凉"的不良生活习惯，现代阳虚阴盛已成为诸多疾病最根本的缘由。由于阳气虚弱导致上虚下实，气虚下陷，出现多种三阴虚寒性等病症，并导致部分脏器下陷的病症。《灵枢·经脉》云"陷下则灸之"，故气虚下陷，脏器下垂之症多用灸疗。脾胃学说创始者李东垣还认为"陷下者，皮毛不任风寒"，"天地间无他，唯阴阳二者而已，阳在外在上，阴在内在下，今言下陷者，阳气陷入阴气之中，是阴反居其上而复其阳，脉证俱见在外者，则灸之"（《脾胃论》）。因此，灸疗不仅可以起到益气温阳、升阳举陷等作用，对卫阳不固、腠理疏松者亦有效果，使机体功能恢复正常。如脱肛、久泄等病，可用灸百会穴来提升阳气，以"推而上之"。又如《类经图翼》云："洞泄寒中脱肛者，灸水分百壮。"化脓灸法针对这些病证具有独特的疗效。

2. 温经散寒，行气通络

人体的正常生命活动有赖于气血的作用，气行则血行，气止则血止，血气在经脉中流行，完全是由于"气"的推送。各种原因，如"寒则气收"，可影响血气的流行，变生百病。而气温则血滑，气寒则血涩，也就是说，气血的运行有遇温则散、遇寒则凝的特点。所以朱丹溪说:"血见热则行,见寒则凝。"因此,凡是一切气血凝涩,没有热象的疾病,都可用温阳的方法来进行治疗。《灵枢·刺节真邪》中说:"脉中之血,凝而留止,弗之火调,弗能取之。"《灵枢·禁服》亦云:"陷下者,脉血结于中,血寒,故宜灸之。"灸法正是应用其温热刺激,起到温经通痹的作用。通过热灸对经络穴位的温热性刺激,可以温经散寒,加强机体气血运行,达到临床治疗目的。所以灸法可用于血寒运行不畅,留滞凝涩引起的痹证、腹泻等疾病,效果甚为显著。

根据中医脏腑经络相关理论,穴位通过经络与脏腑密切相关,不仅能反映各脏腑生理或病理机能,同时也是治疗五脏六腑疾病的有效刺激点。化脓灸疗法,具有温通、温补、温散及刺激和作用于体表腧穴相应的皮部,通过经络的传导和调整,纠正脏腑阴阳的偏盛或偏衰,改善经络气血的运行,对五脏六腑的生理功能和病理状态产生良好的治疗和调整作用,使其趋于平衡,达到消除疾病的目的。

化脓灸透过特异腧穴的皮肤,其有效成分通过血液循环直达病变部位,发挥其人体穴位自身的调整效应。更重要的是通过自身的经络腧穴的刺激作出较强反应,将自身或配合有效药物作用放大,其疗效是经络腧穴与药物两者共同作用的结果,它们之间相互激发、相互协同,作用叠加。经络分布于人体各部,内联脏腑,外布体表肌肉、骨骼等组织。正常的机体,气血在经络中周流不息,循序运行,如果由于风寒湿等外因的侵袭,人体或局部气血凝滞,经络受阻,即可出现肿胀疼痛等症状和一系列功能障碍。此时,化脓灸施灸一定的穴位,可以起到调和气血、疏通经络、平衡机能的作用,临床上可用于内妇儿外诸多的疑难杂症。

3. 化脓灸法,开门逐盗

灸疮化脓,很多不明真相者谈虎色变,患者们也会忧心忡忡,担心因此导致炎症感染,不能收口。其实大可不必,首先灸疮的形成就与外伤导致的细菌性感染有本质的区别,前者是热量累积后导致的伤口,后者是某种细菌导致的感染。前者是一种人为的非细菌性炎症,目的是延长对局部区域的刺激量,以形成长效刺激。《针灸资生经》云:"凡着艾得疮发,所患皆瘥,若不发,其病不愈。"(意思是:凡是灸艾引起的疮疤得以化脓发作,所患的疾病就能够得到痊愈。如果灸疮不能化脓发作,那么疾病就不会得到根除。)

同时,《针灸甲乙经》更是对灸疮不发详细描述了诱发灸疮化脓的办法:"灸疮不发者,用故履灸令热,熨之,三日即发……亦有恐气血衰不发,服四物汤,滋养血气,不可一概论也……古人贴灸疮,不用膏药,要得脓出多而疾除……而欲其速愈，此非治疾之本意也……若速愈，恐病根未除也。倘疮口易收，而病气不得出也。"（灸疮形成却不能成熟作脓者，用旧鞋子烤热后覆盖灸疮，三天左右就发作化脓了……也有担心患者气血虚衰不能使灸疮发作的，就让他内服中药四物汤，滋养他的血气……古代的人不用收疮的膏药贴敷，因为一定要使灸疮多多出脓，这样才可以令疾病根除……如果疮口很快愈合，致病的毒气就不能全部出来。）——这段话充分说明了化脓灸的作用，主要就是造成灸疮以形成慢性刺激。当灸疮形成之后，火的作用已不复存在，但灸疮的作用持续存在，即穴位的刺激依然发挥作用。

临证运用化脓灸，不仅存在着长效刺激量，针对特定的穴位产生作用，还有一点就是对局部致病因子的排泄。即所谓开门逐寇，使邪有出处。化脓灸时，一般会选取病情最厉害，患者感觉最痛苦的地方进行施术。即所谓"天应穴""阿是穴"。患者感觉最痛苦之处，往往就是病理产物蓄积最多之处。中医谓："不通则痛，痛则不通。"不通就是产生疼痛的主要原因。任何一种非正常的变化都必然产生一些病理产物。这些病理产物堆积在病变处，或随着血液淋巴流行到其他地方，就产生了疼痛。如果在这些体位施以化脓灸，那么病理产物就会得到宣泄；或是病理产物在长期的作用下，由于理化状态的改变，而减轻其毒性。值得一提的是，灸法对很多病菌与毒素，均有直接扑灭与中和的作用。

4. 现代机制，综合效能

化脓灸有镇痛作用，开始灸的时候可能会疼痛明显，但其过后反而是对局部与全身性疼痛具有很好的控制作用。这种灸法对人体神经的抑制或兴奋的调节，即神经遇到刺激就会兴奋，刺激过度则引起疲劳而产生抑制，而灸法对这种作用具有双向调节作用，基于这种理论就能治疗各种疼痛性疾病。灸可使血行旺盛，血行旺盛可促使新陈代谢，既能全面增进健康程度，又对由于血行障碍而产生的各种疾病卓有疗效。灸后的部位可出现明显的充血，从而使该部位的营养加强，新陈代谢旺盛，组织修复得以加强。灸的部位，可使组织的吸收能力旺盛，组织与器官中的病理产物吸收也可加快。灸疗的同时，体内的各种分泌腺功能得到了加强，因此对各种内分泌与代谢性疾病，都有很好调节与治疗作用。在以上综合作用下，人体的自然治疗功能得到加强，促进了人体疾病状态的恢复与修整。

现代多种研究资料表明，化脓灸尚能增加免疫功能及自身抗体数量，同时局部的化脓灸所分解的产物，也可能通过神经体液的变化，增加体内的免疫功能而达到祛病强身之目的。

（二）治高血压、心脏病机理

近30年来，高血压或伴心脏病成了社会上最普及的病种了。我国现在有1亿人患有高血压或伴心脏病，平均4个家庭中就会有1人患有高血压。其实，受现代医学观念的影响，社会对于高血压的认识有偏差，这也许就是高血压多发的原因之一。

高血压发病的原因，一方面于内，是由于现代社会"高营养、多寒凉"，造成阳虚而寒痰湿浊聚积体内，形成垃圾而影响人体血脉的正常畅通，导致细小血管阻力增大，对心脏形成反馈性刺激导致血压升高。一方面是伤于外，由于滥用抗生素、激素等导致寒凉药伤了阳气，邪气因此而入内，潜伏于三阴，加剧了人体阳气的耗损，使心脏功能低下，远端血管由于缺乏足够的血液供应，而反馈导致自身调整而血压升高。因此，治疗高血压既要扶助阳气以治本，还要驱逐内伏的阴寒邪气以治标，简单地说，要扶正祛邪。

高血压是可以完全治好的，但需要一定的时间、一定的条件，而绝不是现在西医的治疗方法。用西医的观念与药物，目前尚无根治高血压的特效办法，现有药物只起抑制作用，就得一辈子服药进行维持。西医发明的降压药物，是抑制浮阳的方法，这种方法一用就效，但一不用血压就上升。这是一种治标的方法，它根本没有从阳气上考虑，仅仅是治标之权宜。急用还可以，真要根治是很难实现的。

高血压患者吃西药久了，大多数人会有房事不举的表现，证明这已经损伤了真阳。一方面，病的根本就是阳气不足；另一方面，大量的西医伤阳，加重了阳气的亏虚，导致越是吃药，病越重，越要加量吃药的恶性循环。所以，若要治愈高血压，必须补足真阳，使患者恢复性欲（这是补足阳气的证明），但必须适当地节制房事才有可能治愈。

中医对于高血压的治疗，既要治标以降血压，又要治本以扶正，两个方面都要重视。据我们临床观察，高血压及伴心脏病的病人，几乎都是阳虚证。而血压的升高，是因为真阳虚于下，浮阳越于上，这才形成了所谓的高血压。要想治疗高血压伴心脏病患者，首先需要从真阳上入手，多灸重灸法可以扶持真阳，其要在于以恢复元气和脏腑功能为主，不要以恢复血压值为主。事实上，当前的高血压以肾阳不足为多见，就是虚寒证为多。此型的高血压治愈时间数月即可。对于阳虚型高血压，灸关元穴和中脘穴有奇效。重灸法可以使高血压降低，同时，辅以温补中药四逆汤等，把潜伏的寒邪从三阴逼出三阳。当人体阳气充足之后，肾阳复元，真阳充足，脏腑功能强健，也就不会再复发高血压了。

化脓灸法，是运用艾绒在体表的穴位上烧灼、温熨，借灸火的热力以及药物的作用，通过经络的传导以起到温通气血、扶正祛邪、温经散寒的功效。对高血压患者使用艾灸化脓灸法，采用关元、命门等扶阳助通等穴位时，扶助人体之阳气，帮助心脏把周围阻力逐渐祛除，并借助独特的温化作用，把体内的阴寒湿浊邪气，通过开窗口的方法，把这些阴寒之气从自然窗口排出体外，以达到平衡血压的作用，其目标自然就可实现。

中医基本治疗原则是调整阴阳，使之平衡。阴与阳是相对而言的，补与泻也是相对而言。西医治病方法是辨别疾病过程中神经系统兴奋（邪气偏盛）和抑制（正气虚弱）的不平衡，制订相对应的调治方案把其调至平衡正常水平的过程。两种医学基本理论和医学体系虽然不同，但最终目的是一样的，那就是"平衡"。灸法借助灸火（或类似的其他刺激）使特定刺激因子从腧穴这个"神气游行出入"的门户进入体内，再沿相应经脉通道内达脏腑，直驱病所，激发经气，调动经脉的功能，使之更好地发挥行气血、平阴阳的整体作用，使兴奋（邪气偏盛）者得到抑制、抑制（正气虚弱）者得到兴奋（也就是补和泻的作用），有寒则温热而消之，郁热则引泄而散之，血气凝滞则温通而行之，阳气虚弱则温阳益气而补之，从而达到促使周身气血流畅，经脉疏通，血管的阻力减少，其自身血压调节就会达到平衡的目的。

化脓灸治疗原发性高血压，一般选择人体下部的穴位，既是扶阳固根本，同时又有引火归源之意图。临床上常选用穴位有关元穴、命门穴、足三里穴，助阳扶阳通阳，引阳归位，血压就会自然恢复正常调节范围之内。

高血压发病机理复杂，我们认为主要有几个原因：一是经络受阻，能量在体内运行不畅。这里的能量不光是指有形的血液等，还有无形的能量（一种特殊的气）。二是五脏六腑功能受损，功能减弱，造成高级神经中枢功能失调。三是由于经络是无形的，经络里面传递的能量也是无形的，我们看不到，现在的设备测不出。由于经络受阻而使血压升高，很多人可能无法理解。由于经络受阻，能量要正常通过，就得靠加压。很少有听说小孩儿童有高血压的，因为健康的小孩经络通畅。成年人，或因伤寒、七情、生病等而致经络上堵塞的地方越来越多，严重到一定程度就可能得高血压。

化脓灸法治疗高血压，采用直接的刺激与持久的穴位作用，通过补阳通阳，疏通经络，增强脏腑的功能，调理高级神经中枢系统，安定神经，疏通一切阻滞在脉络中的阴寒浊邪，就能根治高血压，使血压恢复正常。病邪阻塞在经络上，使经络不通。温经散寒，调通经络，血压自然会降到正常。如果只是靠药物控制中枢神经，虽然能解一时，但用药量可能会越来越大，副作用也越来越大。由于经络不调通，当然就无法根治了。

艾灸怎么治疗高血压？由于肝、脾、肾阳气功能严重衰退，身体内产生的垃圾就不能得到正常和及时的清除，从而造成了血液黏稠，黏稠的血液就会比正常血液的流速要缓慢，尤其对于毛细血管来说，黏稠的血液就更难以通过，处于血管末梢的血液就会出现缺血的现象（大脑供血不足就会导致眩晕，真阳上亢破瘀就会导致头痛），末梢神经就会通知中枢神经，而中枢神经就会命令心脏增加泵血压力，以使毛细血管的血压和供血能力恢复正常，这是人体的自然调节功能。距主动脉较近的组织器官必然会出现供血过多的情况。然而，西医发明的降压药物，是抑制中枢神经的功能，使中枢神经向心脏发出减小泵压的指令，这就是过量服用降压药会使患者变成低血压的原因，而长期服用降压药物，就会使动脉末梢的血管和组织长期处于供血不足状态，毛细血管就会变脆。当患者情绪过分激动时，血压陡然增高，就会导致脑血管破裂而发生脑出血。有人会问：既然血管末梢会脆裂出血，为什么手指脚趾尖的血管和脏腑的毛细血管不会破裂呢？这是因为人在激动的时候血液不会向四肢流动，使得多出来的血液汇聚在躯干和头部，手脚冰冷就是证明。而且，躯干的肌肉也会因为激动而收缩，同时心脏跳动加快，使大量的血液只能向大脑汇聚。由于脑部的毛细血管长期处于缺血状态失去弹性，就必然在血压陡然增大时发生破裂。现代医学证明了稀释血液的方法，但是，由于患者过去血液黏稠，血管就会因垃圾的瘀积而增厚，稀释了血液却不能消除瘀积，即便使用了消除瘀血的药物，却没有从根本上消除产生垃圾的因素，不久就会恢复原来的状态，也属于治标不治本的情况。

另外，由于心、脑、肾对于阳气与精血的需求量最大，肾精阳损，就会使得人体自动通过加大血液压力和流量的方法来解决心、脑、肾对血液能量的需求，而人体的心脏只有一个，满足了心、脑、肾的供血要求，自然就会使其他脏腑组织的血压增高，这就是血液不黏稠也会患有高血压的原因。这就说明，高血压是人体调节自身功能的正常反应。这也说明，治疗高血压应该以恢复脏腑功能为原则，而不应该用刺激中枢神经来抑制心脏（泵压）的方法进行治疗，不能只注重西医的技术指标而忽视了生命的根本。应以恢复肾阳元气和脏腑功能为主，即不要以恢复血压值为主。

中医认为脾肾阳虚才是造成高血压的主要原因。临床常发现高血压会导致心脏损害，就是因为心脏长期处于过度劳累和营养不足状态，久而久之，必然会导致其功能衰竭。但是，肾阳虚损、心阳不振才是导致冠心病和高血压的关键。

因此，真阳充足，脏腑功能强健，是不会出现高血压的。哪个脏腑虚弱，都会导致高血压的发生，治疗和保养不当，就会涉及几个脏腑的恶性循环，此时的高血压也就很难完全治愈了。所以，高血压就是心肾阳虚证。由于（心主血脉）血液黏稠与动脉粥样硬化都和心脏有直接关系，而心脏搏动的动力来源于肾中阳气，脾肾负责造血，肝肾负责藏血和滤血，所以，血液黏稠的原因主要都在于肾、脾、肝，治疗高血压应该从此处下手，心脏是无辜受害者，不应该在治疗心脏方面下功夫。由于脾肾阳气亏损，就会使血液中的营养严重不足，虽然血压升高，血流速加快，依然会表现出供血不足的症状，这就是高血压患者经常出现眩晕的原因。另外，由于长期服用降压药，使得脏腑组织供血不足，尤其使得血管壁变得没有弹性，一旦心肾真阳鼓动，机体活力增强，人体便通过增加血压的方法使衰弱的组织尽快恢复正常。由于血压增高，脆弱的血管就会因为难以适应比服降压药时期更大的压力而发出疼痛的信号，这就是高血压患者经常出现头痛的原因（与静脉曲张患者也会疼痛的原理是相同的）。

化脓灸法治疗高血压，其目的是在补足人体真阳的穴位上，如对关元穴、命门穴及配合足三里，在直接火热扶阳刺激的同时，充分发挥穴位自发持久的扶阳助阳、疏通经脉的功能，高血压就会有效好转。若配合火神派扶阳药物四逆汤加味，其疗效就会进一步加强，或提高治疗效果，或缩短治疗的时间。

（三）治免疫性疾病的机理

免疫性疾病是现代医学治疗上的一大难题。这类疾病包括有风湿与类风湿关节炎、肾炎肾病尿毒症、狼疮性疾病、强直性脊柱炎、银屑病（牛皮癣）、顽固性湿疹等多种疾病。以及多种过敏性疾病，还有一类叫器官特异性自身免疫病，有慢性淋巴性甲状腺炎、甲状腺功能亢进、重症肌无力、慢性溃疡性结肠炎、多发性脑脊髓硬化症等。这类疾病现代医学多认为无法根本治愈，只能缓解，因为病因不明的疾病是无法根治的。其实，这类疾病看起来很复杂，若从中医角度来分析，治疗这类疾病并不是什么难题，只要时间足够长，化脓灸针对这类病症是有很好疗效的。

什么叫自身免疫性疾病？现代医学就是指机体对自身抗原发生免疫反应而导致自身组织损害所引起的一类疾病。与免疫缺陷性疾病不同，自身免疫性疾病通俗地讲，是一种免疫系统紊乱、免疫反应过度活跃甚至处于亢进的状态。

正常情况下，免疫系统只对侵入机体的外来物，如细菌、病毒、寄生虫以及移植物等产生反应，消灭或排斥这些异物。在某些因素（如遗传，感染）影响下，免疫系统生病发生错乱了，因此无法分辨是敌是友，这就好像是一个国家起了内乱一样，自己人打自己人，结果损害破坏自身组织脏器，导致疾病。在这种情况下，乱用一些药物，如盲目提高免疫功能，只会适得其反，等于是给内乱国家的叛军和政府军都送来了军火，这场内仗只能越打越激烈，时间越打越长。那么中医化脓灸法，不仅能够控制这种免疫力亢进、不稳定的问题，完全可以能够控制这场"内乱"！而发挥这种奇妙作用的就是扶助人体之阳气，它可以使机体从机能低下状态向正常转化，也就是让它趋于正常，最终使机体达到平衡状态。

由于化脓灸法治疗的介入，为自身免疫病的治疗起到了这个双向调节作用，这种作用就是通过灸时扶助人体之阳气，即化脓灸法用细艾点燃刺激穴位，有火热、药物和物理化学的作用，通过经络传导直达脏腑各系统，激发人体天赋之潜能，发挥良性调整作用，使阴阳得到平衡，达到免疫功能正常的协调与防御能力。因此，我们认为要继承中医扶阳理论，同时也要借鉴西医从抗炎、抑制免疫治疗的思路，对自身免疫病的治疗法则是重化脓灸，加强扶阳助阳通阳之力，把这种"双向调节方法"贯穿于治疗过程的始终，既使偏亢的自身免疫反应得以平息，又使不足的防御外邪的免疫功能得到恢复。

据研究，人体80%疾病与免疫有关。可以说，免疫力是人体最好的医生。那这个经常被人们说到的免疫力，就是中医上所说的正气，正气就是人体的阳气，我们可以把阳气也就是免疫力比喻为一支军队——"身体的国防系统"，身体哪个地方出了不好的苗头，这个军队会立即察觉，并迅速采取最适合的作战方式解决问题，维护身体健康。免疫力一词，由来已久。《黄帝内经》中云："正气存内，邪不可干。"正气充足，是抵御一切外邪的根本。而所谓"正气""元气""阳气""肾气"，就类似于现代医学的"免疫力"。中医非常重视"正气"，强调正气强弱是决定人体是否发病的最基本因素。只要体内正气旺盛，纵有猖獗的致病因素"邪气"，正气也能安然抵御，正所谓邪不压正。中医治病包括扶正、祛邪两大法则，而扶助人体之阳气，即能起到提高其免疫能力、抑制免疫反应和调节免疫平衡的作用。

中医学认为，人体的免疫力主要靠父母的遗传，然而现代的生活方式，人们的生活习惯已经被彻底颠覆，肆意挥霍的生活方式，正一点一滴地损伤或消耗着我们的阳气，把我们原本拥有的免疫能力消耗殆尽。当人体免疫功能失调，即阳气不足之时，或者免疫系统不健全时，一系列的身体问题就会出现。说白了，免疫力低下——阳气的亏损，就是直接导致多种免疫性疾病发生的根本所在。

人体的阳气，能调节机体平衡，保持内外环境协调统一。阳气能够调节腠理汗孔的开合，具有调节汗孔启闭的作用，以调摄热量维持体温。人与自然相应，人体阳气根据自然界阳气的盛衰而调节以适应其变化，阳气调节功能失司，就不能保证内外环境协调统一，人体机能就会产生紊乱。阳主动，阴主静，在动与静的关系中，动总是调控、维系着静，处于一种主导的地位。阳主阴从的观念由来已久，早在《周易》中就有了对它的记载。《易·乾卦象》云："大哉乾元，万物资始，乃统天。"而《易·坤卦象》中云："至载坤元，万物资生，乃顺承天。"乾为阳，主万物的生机，是天，处于统治地位；坤为阴，主万物的生长，处于阳的调节之下，所以顺应天，处于被统治地位。

"阳者，阴之根也"，"有阳则生，无阳则死"。《春秋繁录》中说得明白："物随阳而出入，数随阳而终始……阳者岁之主也，天下之昆虫，随阳而出入。天下之草木，随阳而生落。"四川名医卢铸之曾说："病在阴者，用阳化阴；病在阳者，扶阳抑阴。"无论是阴虚还是阳虚，都用扶阳的方法如化脓灸法或药物来扶助阳气，通过阳气的作用来起到调节免疫功能，达到治愈疾病之目的。

"阳不患多，其要在密"（《祝味菊医案经验集》），人体阳气宜强壮而秘藏，阳气充足，机体的功能活动才正常，人才会更加有精神。扶阳，有温阳、助阳、养阳之义，都是对阳气本身量的增加，若人体"阳气固，虽有贼邪，弗能害也"。火神派创始人郑钦安认为：人体的阳气宜通不宜滞，通则气血冲和，滞则万病丛生（《医理真传》）。若阳气出入失常，则人体腠理毛孔开合失司，启闭失常，阳气郁阻于内就会出现发热。张仲景非常重视保护人体阳气的充盛，倡导"上工治未病"的思想，在重阳的同时强调阳气的通畅，"若五脏元真通畅，人即安和"（《伤寒论》）。张仲景用药在于消除阻碍阳气运行的病理因素，恢复气血的流通畅达，正如郑钦安所说："医圣仲景立方立法，皆出三阴三阳，是明真气充周运行之道。"（《医理真传》）医家周慎斋在《慎斋遗书》说："人身以阳气为主，用药以扶阳为先。"把扶阳含有的温阳、通阳两层含义完整地表述出来。而化脓灸法与扶阳药物都同样具备扶阳之特征，因此对人体的免疫功能都有很好的加强与协调作用，对多种免疫功能紊乱具有很好的治疗作用，而且是疗效确切，不易复发。

为什么有人会患上多种免疫性疾病？李可老中医认为：这类疾病发病者，其本气先虚，即免疫病患者在发病前、发病中，中焦失运是必备的条件；伏邪内存，在免疫系统疾病中占主要位置；由于伏邪既存，正气必攻。人有一息尚存，正气必然去破邪，毕竟正与邪不两立。正气足时有类表证的祛邪表现；因正气虚不能一鼓作气而驱邪外出时，正气消耗后，偃旗息鼓，伏邪继续隐匿。由于邪存体内，正气攻邪，必伤正气。针对这样的情况，李可老中医认为，治疗免疫系统疾病，就是扶正以托邪外出。因为在体内，不管伏邪在体内的什么地方，邪在正气就要去攻邪。我们大家都有过这样的经历，比如说手上扎了一个小木刺，你就发现，过了几天化脓了，一挤，连那个小刺带脓都挤出来了。你想，一个小刺在你体内，正气就要把它鼓出来，那么邪气在，也就是说，这个人只要人活着，他体内的正气就一刻不停地在攻邪。不是邪正两安，只要邪在，它就要攻。攻到什么程度？攻到人体断气。只要有一口气在，机体就要去努力。

所以说，只要有伏邪在，正气要去攻，一刻不停地攻，根据正气盛衰的程度表现不同的症状，这样我们的治疗思路就有了，就是以扶正为主。李可老中医提倡固本培元。培元的最好方法，就是扶助人体阳气，因为阳气是人体元气的根本所在，而扶助人体阳气的方法，除了大剂量扶阳药物四逆汤类方，就是多灸重灸之化脓灸法，通过火的助热与药物在关元与命门等扶阳穴位上持久地刺激，使人体阳气与正气得到不断的补充和提高，使人体正气充足之后，才有机会依靠自己的能力，把自身的免疫性疾病彻底治愈。

（四）治哮喘与肺心病机理

支气管哮喘（简称哮喘）与肺心病（慢支、肺气肿、肺源性心脏病）是两种疾病，虽然发病原因与机理不一样，却有着相同的临床表现，如是以反复发作的喘息、气急、胸闷或咳嗽、吐痰等为主要表现的气道慢性炎症性疾病，以可逆性气流受限为特征。西医临床控制方法虽然很多，但由于药物副作用多且无法根治等因素，而运用化脓灸法与或扶阳中药治疗哮喘，不仅能弥补西医治疗的不足，同时对于彻底缓解或根治本病，具有重要的现实意义。

我们在长期应用化脓灸治疗哮喘与肺心病的临床实践中，积累了丰富的经验，取得良好的疗效。哮喘与肺心病为本虚标实的一种发作性的痰鸣气喘疾患，本虚为先天禀赋不足，或年老体弱，或久病失养等，致肺、脾、肾亏虚，其中尤以脾、肾阳虚为主，基本贯穿哮喘的整个病程；虽然发作期常伴有风寒之邪，但多是外寒与内寒相互作用而发病，而且是以内寒阳虚兼有痰浊。同时，哮喘与肺心病发作的宿根为痰，"痰之本，水也，原于肾；痰之动，湿也，主于脾"，肾阳不足，脾虚不运，则伏痰不去，肾阳不足，水湿不化，才是形成痰湿之根本原因。

哮喘与肺心病具有反复发作的宿根是痰，肾阳亏虚则是两病屡发不愈的病机，其本质是哮喘与肺心病不仅早期就有肺、肾阳虚为主的表现，而且小时候就有隐性肾虚的特征。中医认为先天禀赋对个人后天的生长发育有密切关系。先天禀赋充足，则后天正气充沛，抗病力强，生机旺盛；先天禀赋不足，则脾、肾虚弱，抗病力低下，生机受削，容易产生疾病。先天不足是导致肾虚尤其是儿童时期肾虚的重要原因。《黄帝内经》说："人之生也，有刚有柔，有弱有强。"人的生长发育与肾气的关系极为密切。随着年龄的增长，女子35岁（五七），男子40岁（五八）开始，就会出现肾气衰退的生理过程，到了老年则因肾气虚衰而呈现衰老的征象，所谓"年老多肾虚"就是这个道理。衰老不可改变，人到老年时应该把充实真气、维护肾气作为养生的根本原则。久病和他病也会引发肾虚。疾病的发生发展是正邪斗争的过程，如果久病不愈，正气就会越来越虚弱，日久就会累及肾而出现肾虚证，正所谓"久病及肾"。

我们知道，人体各脏腑之间，不仅在生理上具有相互资生、相互制约的关系，而且病理上也常常相互影响。当某一脏腑发生病变时，除了表现本脏的症候外，在一定的条件下，还会影响其他脏腑而出现病症。肾为先天之本，元阴元阳封藏之所，五脏六腑之阴都由肾阴来供给，五脏六腑之阳都由肾阳来温养；肾中的精气除来自先天之精外，也来源于全身其他脏腑所化生的精气。若各种疾病久病不愈，失于调养，必然会损伤肾中的精气。正如《景岳全书》中所说："五脏所伤，穷必及肾。"

久病之人往往肾气虚弱，所以许多疾病末期常用补肾来治疗。例如哮喘与肺心病的治疗，虽然病在肺，其根本却是在肾，在于肾精肾阳亏损，而我们采用化脓灸法或采用扶阳药物治疗，往往不仅治肺，而最重要的应去补助肾阳，因肺为气之主，肾为气之根，只有肾中阳气下纳，咳痰喘才能得以治愈，就是这个道理。

哮喘与肺心病为什么在冬季特别容易发作？因为冬天寒气重，阳虚之人最容易受到寒邪的侵袭，内外寒邪同气相引，导致寒则收引，肺脉络管道发生收缩，导致呼吸不利而发生咳痰喘，并表现出呼吸困难等一系列症状。为什么这种病要夏天治疗？临床上我们发现，80%左右的哮喘与肺心病病人都属于阳虚体质。所谓阳虚的病人咳泡沫状痰，机体抵抗力差，外部邪气容易通过皮毛侵犯到肺部。而夏季正好是阳气最旺盛的时候，在这个时期调节阳气是最佳时期，夏季提前防治疾病可以预防冬季发病。特别是冬病夏治的目的，就是在夏天阳气热盛的情况下，通过灸法刺激穴位，达到补充人体阳气之目的。临床实践表明，通过化脓灸法与扶阳中药，扶阳固本，补肾纳气，可以防止哮喘与肺心病患者复发或减少发作次数，帮助临床撤减激素。温补肾阳可用多灸重灸法，完全可达到彻底缓解病情的目的。

目前认为，哮喘与肺心病通过中医灸疗与扶阳中药治疗可以完全控制病情，提高病人生活质量，使他们像健康人一样工作和生活。研究发现，人体免疫功能、抗病能力的低下，机体内环境的紊乱，是哮喘与肺心病发生的根本原因。且哮喘与肺心病缓解期，这种紊乱状态依然存在。化脓灸法有很好的调节人体免疫功能、增强人体抗病能力、调整机体内环境的功能，因而哮喘缓解期治疗，对于减少哮喘与肺心病发作次数、减轻发作程度具有重要的作用。为了提高灸治的效果，古代与今天多采用冬病夏治的方法，中医按照自然界变化对人体的影响，根据《黄帝内经》中"春夏养阳"的原则，由于夏季阳气旺盛，人体阳气也达到四季高峰，尤其是三伏天，肌肤腠理开泄，选取穴位化脓灸疗，火热与药物最容易由皮肤渗入穴位经络，能通过经络气血直达病处，所以在夏季治疗冬病，往往可以达到最佳扶助阳气的效果。如果在缓解期采用"多灸重灸"治疗，能够鼓舞正气，增强抗病能力，从而达到防病、治病的目的。

"冬病夏治"的原理归结起来只有两条：一是针对寒邪；二是针对体质虚寒。自然界存在许多致病因子，古人将之概括为风、寒、暑、湿、燥、火，称为"六淫"，其中寒邪引发的病，多发病于冬季，如哮喘与肺心病等。将这些冬天好发、阳气虚弱的疾病，于未发病而阳气旺盛的夏季进行治疗和调摄，会取得事半功倍的效果。现代实验室研究证实，穴位进行化脓灸治疗后能增强机体非特异性免疫能力，血中嗜酸性粒细胞明显减少，皮质醇显著提高。穴位艾火通过刺激穴位，对肺部的有关物理、化学感受器产生影响，直接或间接地调整大脑皮层的自主神经系统功能，改善机体的反应性，增强抗病能力。这就是化脓灸扶阳的根本所在。所以，我们提出"艾灸扶阳，多灸重灸"法，以提高临床治疗效果。

我们不仅要利用夏季气温高，机体阳气较为充沛的有利时机，调整人体阴阳平衡，使一些宿疾得以恢复，达到防止病情复发的目的。同时，任何时候都可以进行这样的化脓灸治疗，都能达到治病强身之目的。中医理论讲"人与天地相参，与日月相应"，"一体之赢虚，消息皆通于大地"，也就是说季节的变化直接影响到人的健康。《素问·阴阳应象大论》中说："阴盛则阳病，阳盛则阴病。"夏为阳，夏季为阳盛阴衰之季，人体阳气在夏季有随之欲升欲旺的趋势，体内凝寒之气易解的状态，运用"艾灸扶阳，多灸重灸"法补虚助阳药或配合温里散寒药物，天人合一，最易把冬病之邪消灭在蛰伏状态，这也是中医强调"春夏养阳"的原因。夏季人体阳气充盛，气血流通旺盛，艾火药物与化脓灸时刺激反应最敏感，而夏季三伏期间是一年中阳气最旺盛的时候，在三伏天进行灸法治疗，最易借天之阳气、继艾火之天火传导，来强化恢复扶助人体的阳气，加强卫外功能，提高机体免疫的效果。同时，夏季治疗则以补肾、健脾、养肺为主要法则，以改善神经内分泌功能，改善垂体—肾上腺皮质系统兴奋性，使功能恢复平衡以增强机体免疫力，真正彻底改善体质。

化脓灸法治疗哮喘与肺心病，依据扶阳助正的原则，扶阳助阳、化痰祛湿、宣肺平喘是选择穴位的主要目标，主要是选择具有人体一身阳气的命门，借督脉总统人体阳气的作用。化脓灸疗不仅是艾火刺激与不断的艾火续热，以及本身化脓之后自身的穴位刺激作用，达到持久激发人体命门之火的效能。同时，配穴选择中脘与大椎穴，中脘重灸之后，有运化痰湿的作用，解决痰这个哮喘与肺心病的关键环节，痰化湿消，病乃不发；而大椎穴则有宣肺化痰平喘之作用。阳气的根本所在，就是命门穴，"多灸重灸"就在这几个穴位上。

（五）治高血脂、糖尿病机理

现代的高血脂与糖尿病虽属两种疾病，若从中医角度看问题，则两者在中医认识方面具有极为相似的地方，故而放在一起进行灸疗理论探讨。

高脂血症现代非常多见，不少人看起来没有什么特别的不适感，但一化验血脂之后，却发现甘油三酯非常高。轻度高血脂通常没有任何不舒服的感觉，但没有症状不等于血脂不高，定期检查血脂至关重要。一般高血脂的症状多表现为：头晕、神疲乏力、失眠健忘、肢体麻木、胸闷、心悸等，还会与其他疾病的临床症状相混淆，有的患者血脂高但无症状，常常是在体检化验血液时发现高脂血症。另外，高脂血症常常伴随着体重超重与肥胖。高血脂较重时会出现头晕目眩、头痛、胸闷、气短、心慌、胸痛、乏力、口角㖞斜、不能说话、肢体麻木等症状。从中医辨证分析，形体肥胖患者多是脾肾阳虚，以阳虚最为明显，出现形神衰退，表现为头昏头晕，耳鸣，齿摇，腰膝酸软，形寒怕冷，手足欠温，腹胀纳呆，肠鸣便溏，阳痿滑精，舌体淡胖、边有齿印，苔中根白腻，脉象沉细而迟。

很多糖尿病患者都伴有高脂血症，因此人们通常把糖尿病与高脂血症称为姐妹病，并认为高血脂是糖尿病的继发症。据统计，大约40%的糖尿病患者有脂代谢紊乱。其特点是甘油三酯增高和高密度脂蛋白降低。糖尿病引起血脂增高的原因，是由于糖尿病患者胰岛素不足时，体内脂酶活泼性是减低的，因此容易血脂增高。另一方面，糖尿病本身除糖代谢紊乱外，同时还伴脂肪、蛋白质和水电解质的紊乱。经常有游离脂肪酸从脂肪库中动员出来，使血中甘油三酯及游离脂肪酸浓度增高。再一方面，2型糖尿病患者进食过多，运动少，促使体内脂类合成增多，这也是造成血脂增高的原因。而肥胖伴高血脂者，由于胰岛素受体数相对减少，从而产生胰岛素抵抗，易诱发糖尿病。所以说，高血脂与糖尿病不仅相伴，而且从中医角度看多有相似的内涵。李可老中医认为，十个胖子九个阳虚。阳虚常伴有高血脂，这是因为阳虚气化不及，导致湿浊不化的结果。

高血脂是不是病？中医认为它不是病，杨洪涛认为它是身体能量气血动态变化中的临时反应。脂是什么呢？是我们的能量来源。正如糖分，也是我们的能量来源。不过，脂是储备的能源，而糖则是将要产生实际能量的物质。我们不仅要看高血脂的化验结果，还要看看病人是否怕冷，是否气短乏力，如果是的话，那就是阳虚导致湿浊不化形成的血脂升高。从中医角度看这个问题，所谓的血脂高，其实仅仅是血脂变成能量的过程出现了问题，导致的结果就是血脂在继续储备，但能量未见得能充分发挥出现，这些表现都是一些虚证。即使是有标实证，也是在正虚基础上的标证。血脂就像是黄河中的水一样，很浑浊。这些人体中的能量，它应该到的地方没有去到，该释放的能量没有能够释放出来，反而形成人体血管内的垃圾，中医把这些垃圾称为痰湿瘀血，这些物质停滞在血管之内，导致气机不畅，人体气血运行受到阻碍，就容易出现疲乏、头晕等，存在于人体之皮下就形成了肥胖。

所以李可老中医说十个胖子九个阳虚，就是这个意思。这就证明，其本质就是阳虚，阳虚导致气化不及，邪因而生，随气往来，而为高脂血症。这就提示我们，只要提高血脂的应用效率，问题就解决了，而解决这个应用效率的关键，就在于要扶助人体的阳气，因《黄帝内经》说"阳气化，阴成形"。也就是说只有扶阳，才能解决血脂的应用效率问题。就像过去我们小时候刷油锅、油碗一样，烧一锅热水一烫，油碗就刷干净了。而扶阳增热，就是提高了血脂应用过程，使化掉多余的热量而排出体外。扶阳的最好方法，除了扶阳药物四逆汤类方以外，就是化脓灸法，而《扁鹊心书》中指出："保命之法，灼艾第一，丹药第二，附子第三。"首选应用灸法扶助人体之阳气，就是最好的治疗方法。

糖尿病在中医或西医来说，都是注定"吃苦"的病，没有办法根治，只能拒绝一切甘味美食。民医董草原说："糖尿病早、中期血糖都不会太高，它首先出现生理性病变，主要就是肠胃功能和肝功能失调，失调时间长以后就产生物质性病变，使你吃进去的东西都变成糖。本来肠胃、肝脏是很需要糖的，但是因为肝里的水分太多，没法正常吸收糖，糖就停留在血液里面，所以就能检查出很多糖。在尿里面检查出来大量的糖，不是说体内的糖分大量流失，而是超标。因为机体缺糖，所以大量地产生糖，但是产生的糖，机体又无法吸收，都储存在血液里，于是就通过小便排出去了。人消瘦，不是因为排得多，而是因为不吸收。"这种观点，恰恰与西医近年来对糖尿病的研究发现不谋而合。因大多数2型糖尿病患者，并不是因为人体内用来控制血糖的胰岛素分泌不足，而是胰岛素不敏感导致了一系列的后果。也就是说，问题不在糖，而在于身体机能的失调。

崇桂琴认为，很多现代病，就好像是一棵大树上面的枝杈生病了。有可能这一枝的树叶枯萎了，或者那一枝的树叶被虫嗑了……但是，慢慢追溯下去，会发现问题的根本还是在树根上。就好比龋齿，牙齿一颗接着一颗地坏下去，堵洞解决不了问题。而从中医的角度来说，坏牙、松动，可以从"肾主骨生髓"这句话中找到它的因果。因为肾气、肾精不足，阳气虚弱，肾阳主生长发育能力低下，所以给不了牙齿坚固的力量。

糖尿病也是这样，李可老中医将包括糖尿病在内的很多病种，其诱发因素归结为：过食肥甘，嗜食生冷，少动多逸，失治、误治，房事不节。这些都是伤及人体阳气的主要原因，阳伤肾损，肾中阳气不充，气化不及，湿浊不化，导致血糖升高。因此，李可老中医认为，糖尿病虽病在三阴，但统于太阴。为什么要统于太阴？因为糖尿病患者，最容易出现低血糖症状，出汗、饥饿，特别是容易饿，这恰恰说明是一个脾阳虚证。脾阳主升，升清运送精微物质。大家都知道，脾胃好的人，不是能吃的人，是能抗饿的人，也就是精气的运输会源源不断，很有序地运送到达各处部位。而这种容易饥饿的人，能吃的这种人，恰好是有不足，所以他需要不断地补充。如果能源源不断地输出，一次摄入之后能很有序地输出，就没有这个症状了。一次摄入之后，里面不足，可能一两个小时精气就不够了，就需要外来的添加，这恰好就说明是典型的脾阳虚证。李可老中医总结出一个治疗糖尿病的大法，就是补益阳气、消阴翳、引火归元。从这个角度来说，补益脾肾之气，仍然是治疗糖尿病的根本大法。除了扶阳药物附子类处方外，就目前来说，对多年的糖尿病患者最有效的灸疗穴位，就是关元、中脘与胰俞穴。

关元穴是人体任脉上最为重要的助阳扶阳穴位，化脓灸这个地方，借助反复的艾火灸与持久不断的穴位刺激过程，使人体的阳气得到提升。中脘穴属任脉，为足阳明胃经的募穴，八会穴之一（腑会中脘），也是任脉、手少阳、手太阳、足阳明经之交会穴。位于脐上4寸，当鸠尾与神阙连线的中点取之。中脘虽然是任脉的穴位，但同时也是胃的募穴（募穴是脏腑之气直接输注的地方），还是腑会，所以对六腑（胃、大肠、小肠、胆、三焦、膀胱）的疾病尤其是胃病有很好的疗效。它的作用可以总结为健脾和胃，通腑降气。化脓灸疗中脘穴可以调理或改善消化系统的胃肠功能紊乱。《循经》中有一句话说中脘是："一切脾胃之疾，无所不疗。"这对于脾胃功能改善非常重要，李可老中医认为统于太阴，这个穴位灸疗就可以达到助脾阳、促运化。

胰俞穴是一个特殊的穴位。这个穴位于足太阳膀胱经，背部第8胸椎棘突下旁开1.5寸。这个穴位在降糖方面有奇效，它又叫作降糖穴，经过临床验证，确实有很好的降低血糖、控制血糖的效果。如果对这个穴位做化脓灸疗，一定记得勤验血糖，尤其是已经接受胰岛素治疗的糖尿病人，以防出现血糖过低的情况。在应用灸疗的同时，若配合以附子理中汤类扶阳药物，则疗效可进一步地提高。

（六）治乙型肝炎机理

据官方统计，中国乙肝病毒携带者约有9 300万人。这个庞大的数字背后，是多少个家庭与个人的身心健康受到威胁，特别是其与肝硬化、肝癌的发生发展有着密切的关系。积极治疗乙型及多种肝病，西医抗病毒治疗并非理想的方法，因为这种病毒在人体肝细胞内寄生，而这些药物的发挥必然要依靠人体自身的免疫功能，才能把这种病毒驱除体外。这就表明，人体免疫功能的强弱，对于驱除这种病毒是非常关键的环节。恰恰这种群体多数都属于三阴虚寒性体质，这种体质的人大多是免疫力低下的状态。而化脓灸法，研究表明能够调节机体免疫功能，已为现代科学研究所证实是治疗免疫低下疾病的良好方法。因此，当代灸疗大师谢锡亮老中医就极力倡导化脓灸法，积极用来治疗乙型肝炎，不仅方法简单，而且疗效确切，要充分引起业内人士的广泛应用与关注。

化脓灸法为什么能够治疗乙型肝炎，这是需要我们去认真思考的问题。中医认为慢性肝炎常以正气虚弱为本，邪实为标。在治则上，当以扶正为主，祛邪为辅。本病主病在肝，而累及脾肾，久则肝、脾、肾三脏皆病，最终而肾阳虚则为关键。而用灸法治疗，则比较简单，概括性强，虽然其病因病机复杂，而灸法是以扶助阳气、强健身体、调整免疫功能为主。也不必针对某种生化指标，只要选用主穴以扶助肝、脾、肾阳气为主，就可以统治诸疾。能使脾胃健壮，增加营养，调整免疫，抵抗病毒，自能消除症状，促进肝细胞及肝功能的恢复。

从我们多年的临床观察与体会得出，乙型肝炎患者多数是三阴虚寒证体质，这种体质就是阳虚。那么阳虚体质是如何形成的呢？说到阳虚体质的形成原因，首先跟父母有关，父母阳气不足，多数会遗传给下一代；或者是早产儿，五脏发育不成熟，阳气自然就不足了；然后就是后天因素的影响，比如老吃寒凉的东西。从各个年龄层看，老年人尤其容易出现阳虚症状。这是生命的自然规律，阳气本身就是一个慢慢消耗的过程，阳气的衰减等于生命活力的减弱，一些疾病也产生于此，这也叫作"年龄效应"。但是，并不是所有的老年人都是阳虚体质。平常注重保养的话，阳气损耗的速度会很缓慢，像很多懂养生的老年人精气神都很好。

现代的生活方式让这些人体内环境会变得寒凉，久而久之形成阳虚体质。因为现代是"高营养、多寒凉"时代，一到夏季到处都是"冰的世界"，而喜欢健美的女人，更是四季水果不离口。所以，我们在生活中常常会遇见这样的人，夏天不敢开空调，喝点凉水就拉肚子；到了冬天，更是将自己包裹得严严实实的，见面最常说的话就是"今天真冷"、"冻死我了"……这就是阳虚体质的典型特征。正是现代不良的生活方式，扰乱了体内的平衡，从而降低了人体的正气，而正气就是人体的免疫力。

一个正气很足的人，一感冒可能立刻就会发烧，发烧并不一定是坏事。这说明身体里的免疫机制好，在病邪侵袭的第一时间就起来反抗，体温升高是机体免疫细胞和细菌、病毒战斗时释放的热量。体温升高杀死病毒，并告诉主人，有敌人来了，自己正在奋起战斗，所以心跳加快、体温升高。但阳虚的人不一样，他感冒了以后，往往先是浑身没劲儿，第二天开始肌肉酸疼，第三天才逐渐出现感冒症状，而后才发烧，甚至有的人根本就不发烧。就是因为阳气虚弱、正气不足，正气根本就没劲儿跟邪气斗争，病邪长驱直入，双方打不起来，所以烧不起来。当身体被邪气"欺负"到一定程度，才被动地不得不反抗。阳虚体质的人身体代谢的速度都是较慢的，调动机体的反应能力和免疫能力也很慢，好像老是慢半拍。而乙型肝炎患者大都是这样的情况，正气不足，无力抵御外来的邪气，任其病毒在人体内肆意泛滥。正气不足，阳气亏损，这正是现代医学认为的免疫功能低下。

乙型肝炎及肝病患者虽然有其病毒在身体内，但这并不是真正导致病情恶化的原因，而其发作的原因，是因为在身体内部环境受损而处于衰弱状态时，才会引起发病与症状，这时才是真正的危险。这就提示我们，病毒只会对人体内环境紊乱发动攻击并导致病情恶化。如果我们改变了身体的内环境，形成了不利于病毒生长变化的条件，这时即使有病毒在身，也不会对人体造成任何的损害，这就是说，为什么有那么多肝病患者都带病延年，终身不会有什么恶化，只有少数人才会导致恶化，甚至形成肝硬化或肝癌。正气是什么？正气就是人体的阳气，就像是阴天下雨一样，一旦太阳出来，阳光普照，阴翳自散。而正气与阳气，就是人体内的太阳，就是人体的免疫功能。扶助人体之阳气，化脓灸就是很好的方法，特别是我们提出"艾灸扶阳，多灸重灸"的方法，是在积极提高自身免疫功能，强化人体的正气，正如《黄帝内经》所言："正气存内，邪不可干。""邪之所凑，其气必虚。"

中医学研究认为，人体脊椎上的督脉，特别是命门穴，就是人能与太阳沟通的通道。并且，在路边的野草丛中，藏着穿越通道，是使人的身体重新与太阳发生关联的工具。这个工具就是"艾草"。从上古开始，它就能引来天火，借太阳之力，疗身体之疾。我们采用督脉灸疗命门穴，恰恰就是引来了太阳的纯阳之气，作用于人体汇聚全身阳气的督脉，继而通畅了血脉，来驱逐或治愈我们身体内的肝炎病毒。而化脓灸疗，也使我们重新与太阳发生联系，还原了人类最原始的生命状态，使我们的正气、阳气得到了充分补充，增强了我们身体内的免疫功能，调动了我们体内自身的潜能与自我修复内力，使我们人体内生生不息潜在的自愈能力得到最大的发挥。化脓灸与扶阳中药一样，只是帮助人体自我，复起自生、自组、自制的扶正祛邪、扶阳抑阴之势，充分因势利导，达到驱逐多种病毒之目的。

谢锡亮老中医提倡乙型肝炎患者灸疗穴，还可以选择如肝俞、中脘穴等，我们认为选择穴位宜少不宜多，突出扶阳之关键，辅以肝经穴位与脾胃经脉穴位就可，少而精，突出主题扶阳是目的。其实化脓灸的治疗原理很简单，就是用火激发元气，对阴邪聚而歼之。元气、阳气来源于我们体内，是我们与生俱来的潜在性能源，灸疗的目的就是激发我们身体内潜在的修复能力，恢复人体自愈能力，达到治疗多种肝病的目的。

（七）治肿瘤与癌症的机理

现在，人们往往谈癌色变。其实肿瘤与癌症并没有人们所想象的那么复杂，原因很简单，比如一个癌症病人，当他（或她）没有查出癌症的时候，是自己走着去医院的，可当发现癌症的一瞬间，患者会突然间起不来了，甚至一蹶不振而死亡，这实际上是患者自己把自己给吓死的。癌细胞是什么呢？癌细胞也是一种人体的细胞，是一种不受体内控制的细胞，如果人体内有适合于癌与肿瘤细胞生长的条件，它马上就发展起来，你杀也杀不掉，化也化不掉，就是手术切暂时切掉了，不久它又会生长起来。因为只要人体内适合这些肿瘤与癌细胞生长与生存的环境存在，它就会生存生长，如果这些生存与生长环境没有了，不适合这些细胞的生存，它自然就消失了。

人体任何部位都可能出现肿瘤与癌症，但有一个地方是不会长癌细胞的，这个地方就是心脏，心脏是一个不停运动的器官，中医认为心为阴中之阳脏，心阳充足，才能不停地跳动，跳动的血脉，是不可能生长癌症的。特别是中医认为，心阳是人一身之阳的体现，李可老中医曾说过：但凡阳气不到的地方就会生病，就会产生阴邪。因为阳气旺盛的地方，阴邪是无法生存的，《黄帝内经》所说的"阳化气，阴成形"正是这个意思。化脓灸时的直接扶阳理论，就是通过扶助人体的阳气，达到抑制一切阴邪之目的。而肿瘤与癌症就是有形之邪，就是因为阳气不到，无法控制其正常生长而形成的人体怪物，这个怪物一点也不怪，它不过就是不同地点生长出来的阴邪寒凝之物罢了。

俗话说："若要安，三里常不干。"这句话的意思是如果想要身体安康，就要使足三里常常保持"不干"的状态。那么，如何保持这种"不干"的状态呢？古人常采用的是"化脓灸"，化脓灸是灸法的一种，它使局部组织经烫伤后产生无菌性化脓现象，不仅能够像种植疫苗一样改善体质，增强机体的抗病力，同时灸法具有"兴阳祛寒、扶正祛邪"的作用，特别是重灸又具有通窜的作用，所灸的关元、命门等大补穴，都具有极强的激发真阳元气、提高免疫功能的作用，被通窜力所达到的脏腑或组织，其病邪（各种肿瘤）一定能够被驱出，所以，采用重灸法并配合扶阳中药，可以治疗任何癌症。

我们在采用重灸法的同时，并配合扶阳法中药，不仅能够延缓生命、提高生存质量、减轻痛苦，还有可能出现奇迹。特别是预防癌症的复发，缓解化疗副作用，提高机体免疫力，有效改善化疗后的胃肠道反应，缓解或者消除化疗药物所致的内脏毒性，调动身体内源性调整作用，对癌症治疗与康复都具有重要的作用。

研究基因的科学家发现，人体中虽然具有"癌基因"，却同时具有"抑癌基因"。其中，只有在元气虚弱、阳气被阴邪抑制的情况下，"癌基因"才会发挥作用；只有在元气充足、阳气得以生发的情况下，"抑癌基因"才能产生效能。虽然说现在的医学理论已经走向了微观化，但确切地说并非是尽善之法。因为研究或发现了微生物却又对它奈何不得。只有人体的真阳元气，才能做到不加识别地对抗一切病菌和病毒。可以说，微生物并不是导致疾病的元凶。可知，元气虚弱才是导致疾病的根本。

《黄帝内经》说："正气存内，邪不可干；邪之所凑，其气必虚。"其中，正气和邪气都可以按宏观和微观进行分类。比如，正气可以分为元气、元精或抑癌基因、有益微生物等，邪气可以分为寒邪、湿邪或癌基因、有害微生物等。如果通过用鼓舞正气的办法去战胜邪气，不就等于用鼓舞抑癌基因的方法去战胜癌基因了吗？

王正龙先生认为，癌症就是阴邪在体内大量积聚的表现。因为正气虚损，血脉不能顺畅运行，才会形成癌症；如果正气充足，血脉顺畅，就一定不会产生癌症，从来没有听说有哪个人是因为正气"过于"充足而患病的。既然已经有了癌症，就可以用鼓舞自身正气的方法，将病邪驱除。这个方法就是利用重灸时产生强大的通窜力量（癌症就是积聚，积聚就是不通），也就是极大地激发了人体的免疫功能，将癌瘤化掉，并疏通血脉将垃圾输送出去。

多灸、重灸艾炷产生的强热，对于身体来说就是"外来力量帮助正气作战"的阳气，这股不断渗入的阳气，一方面温化阴邪，一方面鼓舞脏腑正气，脏腑功能逐渐恢复，就会按照固定的途径，将阴邪逐渐排出。癌症就是积聚的阴邪（阴邪就是积聚坏死的气血），依照此理，不论患者有无癌瘤（是否被西医检查出来），只要施以重灸，通窜的力量就会使有积聚坏死的地方疼痛异常，在重灸过程中，肿瘤必然会稍微变大，直至疼痛消除，肿瘤就会在 1~3 个月内随之消除，是一种既能检查，同时又能彻底治疗的绝好方法。并且，重灸后，身体会一天比一天强壮起来，并不会出现像西医放疗、化疗以后所出现的头发脱落和身体极度虚弱的现象。

所谓"痛则不通，通则不痛"，是指因为经脉不通，人体自身的阳气就会被调来进行通窜，通窜的过程就会使人感觉疼痛；不通的经脉被打通了，自然也就不会感觉疼痛了。如果治疗疼痛时，使用镇痛药或清热解毒药，就会削弱或消除阳气对患处的通窜力，虽然疼痛被暂时消除了，但不通的经脉依旧不通，等以后阳气恢复，继续对其通窜，此处依旧还会疼痛。所以，不能为了止痛而止痛，必须令患者忍一时之痛，把病根除去以消除后患。就是说，疼痛是一件好事，说明还有阳气正在祛邪气，治疗原则应该是"祛邪扶正"。所以说，我们采用"多灸重灸"之法可以治癌症，或服用四逆汤辈，或重灸关元与命门穴，完全治愈癌症都是有可能的。

由于癌症患者气滞寒凝的情况较为严重，必须重灸 500 壮以上才会出现转机，但不论出现任何情况，医生与患者都必须坚定自己的信念和治疗原理。

然而，当今几乎所有的治癌消瘤的药物，无非都是些清热滋阴、活血化瘀之寒凉药，必定抑制生机、消耗正气，进而削弱人体活力，使阳证变为阴证，虽然肿块似乎有所缩小，实际却属于"陷下"，溃烂出血则属于"扩散"。这就是现代医学不能治愈癌症的原因。所以说，必须用回阳救逆的药物或"多灸重灸"法，把缩小的肿瘤变大变活，使阴证变为阳证，而后才有希望使肿瘤在血脉通畅的情况下得以逐渐消除。这才是治病救人的唯一途径。

西方有位医学家提出，癌瘤中存在的血管，并不是用来滋养癌瘤的，而是人体用来消除异物的循环通路。为了证明这一点，他在兔子的角膜上植入一粒沙子（因为角膜上是没有血管的），几天后，可以清楚地看到角膜上生长出伸向沙粒的血管，并逐渐将沙粒包裹起来。这个实验证明：为了消除人体中有形的异物，必须用血管作为循环的通路，用送大量的巨噬细胞或白细胞来逐步消除有形的异物，并用血管作为回路将"蚕食"下来的异物和死细胞输送出去。

王正龙先生认为，长有较大癌瘤的患者必定元气不足，由于"底气"不足，血管生长到有积聚的地方，却只能将很少的异物和死细胞等垃圾输送出去，于是积聚就会越生越大。现在西医消除癌瘤的办法都是损伤正气的办法，中医使用的活血化瘀的药物也都是会损伤患者的元气。元气亏损，前去消除积聚的细胞就会越来越少，癌瘤自然就会停止生长，甚至由于微循环的作用（排除了一些垃圾）而出现萎缩。因为癌瘤萎缩是由于消除异物的力量减弱，所以癌瘤不会从根本上被除掉。这就是陈士铎《洞天奥旨》所谓的"阳变阴者"的不利状况。陈士铎认为"阳变阴者多死，阴变阳者多生"。

西医通过手术来切除癌瘤，似乎是一个很直接的办法。虽然用手术切除了肿瘤，却会更加损伤人体之元气，而且周围被堵塞的气血经脉依旧没有被疏通，气血运行会更加不畅，这就是为什么手术后癌细胞还会扩散的根本原因。如果将西医的癌瘤手术与传统中医恢复元气的方法，即"多灸重灸"法与扶阳中药相结合，对于癌症患者治愈都是有可能的。

因为传统中医使用"回阳救逆"的药物或灸法，可以恢复元气的功能，使经脉逐渐通畅，增强祛邪的力量。虽然开始时一定会出现萎缩的癌瘤变大的情况，但这就是"阴变阳者"的表现。由于不断地为患者增强热力，血脉的循环回路就会逐渐通畅，一旦回路通畅，疼痛就会减缓并消除，肿瘤就会在1~3个月内迅速消除，是一种彻底的治疗方法。

比如：肺癌的治疗，开始时服用四逆汤和附子理中汤是为了恢复元气，而后可以施用"多灸重灸"法，患者会感到从腋下沿着肺经逐渐向手腕疼痛，一旦快要痛到列缺穴（列缺为肺经与大肠经的交会穴），患者就会出现大便变稀的情况，是阴经与阳经（肺经与大肠经）相互沟通、"由阴变阳"的必然表现。然后先服炙甘草汤或当归四逆汤，再服用小建中汤进行恢复调养，癌瘤必然会逐渐消除。

在《江南草药王》中有一段话，专门讲了感染与癌症的关系："从奶奶得皮肤癌导致细菌感染最后被治愈的过程，春荣突然发现一个奥秘：大凡癌症患者，只有在患病期间感染一次才有救。一方面，身体的免疫功能又自然形成了一道更加强大的抵御系统；另一方面，第二次侵入体内的细菌会对原来的癌细胞进行一次强大的进攻和吞噬，直到将癌细胞消灭掉。在以后的行医岁月里，凡遇到患癌症十多年大难不死者，他都要仔细询问人家是否有过一次感染，最后的结果充分证实了他最初这一奇异的想法。后来，他将这个跟踪调查的结果写入他的一篇医学小论文，发表在《深圳科技》上。"而化脓灸的方法，就是在人体皮肤上开创出一个人工感染的机会，充分调动人体内的积极驱逐力量，借助灸法开辟一个窗口，达到感染后增强自身免疫功能，来充分抑制或控制、杀灭肿瘤与癌的方法。

五、化脓灸的局部认识

对于化脓灸的局部认识，自古至今都有着不同的看法。只有在充分认识局部过程的基础上，耐受一时之痛苦，才能换来全身健康与生命的保证。也就是说，这是一种断臂求生的方法，虽然有些不近人情之残酷，但挽回来的却是生命健康的保证。就如一只壁虎一样，当遇到危险的时候，会断掉尾巴而保全生命。人也是这样，当患病以后，如果不给人体一点儿教训，人是不会改变自己的。而化脓灸的治疗，就是这样一个过程。

（一）灸后疫苗效应

化脓灸，是用艾直接在人体特定的穴位皮肤上，用火烧的方法形成一个所谓的"人工种植疫苗"的机会，这种方法我们的古人经过千余年的大量临床观察与应用，证明其特异防疫功能是一种有效防病强身的好方法。如孙思邈在《千金方》书中记载："宦游吴蜀，体上常须两三处灸之，勿令疮暂瘥，则瘴疬、温疟毒气不能着人也，故吴蜀多行灸法。"意思是说，大凡从外地到吴国（江南水湿）、蜀国（深山密林多瘴疫毒气）上任的官员们，只要在人体特定的穴位上，经常灸得令疮面保持化脓的状态，人就不会中毒得病而身体健康。

这些记述表明，灸能使人体得到一个新的时间和地点，获得针对当时、当地所流行病原体的抵抗力。有研究报道发现，在伏天用化脓灸治疗哮喘病，灸后用膏药封贴，以促使灸疮形成，这与西医用的哮喘疫苗极其类似。因此，我们可以认为，化脓灸其实就是在给人体特定的穴位上进行疫苗的再种植，使其针对来自体内或体外的干扰信息，在体内积极形成对抗局势，并在免疫监测与应答过程中，采用人体最为有力的免疫清除能力，达到保持人体最佳的健康状态。因此，这种特异性的化脓灸法与疫苗所产生的效果有极为密切的类似与关联。

龚启华等研究认为，化脓灸引起穴位处出现水疱、化脓、结痂，在这一炎症过程中，它在机体上开启了一扇有限的窗口与外界交流，从而使流行的病原体进入该处，而与大量的被激活了的防御细胞，尤其是与巨噬细胞和淋巴细胞接触，再通过这些细胞之间相互信息传递，如巨噬细胞吞食了外界来的病原体后，再将病原体上所取得的信息传递给T辅助淋巴细胞（TH），由它再把有关信息传递给T和B淋巴细胞，而形成对该病原体的细胞免疫与体液免疫（《中国针灸》）。

在古代，医家们用化脓灸的方法对狂犬咬人后的治疗，如《黄帝内经》中《素问·骨空论》中记载："犬所啮之处灸之三壮，即以犬伤病法灸之。"这是中国历史上最早记录古人应用灸的疫苗作用，来有效治疗狂犬病的方法。而《针灸资生经》中则更为详细地说道："先去恶血，灸疮中十壮，明日以后，日灸一壮，百日乃止。"并提出"过百日乃得免"，意思是说灸法治疗，经过100天之后才能获得免病的效果。目前的西医治疗狂犬咬后的处理，也是立即清除伤口，并挤出伤口血液，当天注射狂犬病毒疫苗，以后3、7、14及28天之时各注射一次该疫苗，同时疫苗球蛋白来激活抗体反应，两者相比，其过程几乎是一样的。

化脓灸的目标，就是让人体在自然界的情况下，开启一个窗口，化脓就是这个窗口，是一个与自然界相沟通的渠道与途径，能产生机体免疫功能，开始是无目的性的，在后来天人合一共生的条件下，随体内外致病原因而获得针对性防御性措施，且化脓灸这种"免疫性、反应性疫苗"，是随机体的多种"散弹式的"（龚启华语）发生过程，因而这种过程是需要比较长的时间才能产生的，并且是足够机体所需要的数量与水平的疫苗。这就像是国家养护军队一样，养兵千日，用兵一时，平时积极地提高军备素质与应战能力，什么时间能派上用场与到什么地方作战，这都是个未知数。而化脓灸的作用，就是像平时在给人体积极贮备足够的应对，来自体内外各种不良刺激与信息，一旦体内识别清楚了所要固定的目标时，体内就会皆尽全力来投入抗御能力，努力通过自己的调节达到维持人体的平衡与健康状态。

化脓灸后，机体的功能发生了变化，抗病能力得到增强。徐风兰研究认为，从免疫角度来看，这种特殊的物质可能是免疫激活素，这种免疫激活素具有催化剂和调节剂的特征，在施灸后，这种被激活的物质不断刺激机体，活化了机体的免疫系统。这种灸法的作用，类似于抗原，但其本身不是抗原，它是一种温热刺激，直接刺激机体，使免疫物质得以激活。从免疫补体激活途径来看，类似于替代途径，走近路、疗效快，免疫激活素的作用就其本质来说，可能是加强了球蛋白的生成（《江苏中医》），使其发挥免疫作用。特别是灸后小火伤，由于这种火伤而产生的蛋白质分解产物，直接从皮肤吸收进机体，在身体组织中产生一种叫作组织毒素的物质，这种物质可起到药物作用，在施灸过程中，与经常连续注射少量组织毒素有同样的效果。

因此，古代医家强调，灸后必得疮发（脓多），才能达到其防病强身的目的。《针灸资生经》中云："凡著艾得疮发，所患即瘥，不得疮发，其疾不愈。"《针灸甲乙经》云："灸疮不发者，用故履底灸令热，熨之，三日即发"，若不发者，其灸疗作用大大打折扣，因此"今用赤皮葱三五茎去青，于煻火中煨熟，拍破，热熨疮十余遍，其疮三日自发。予见人灸不发者，频用生麻油渍之而发。亦有用皂角煎汤，候冷，频点之而发。亦有恐气血衰不发，于灸前后煎四物汤服，以此汤滋养气血故也"。这些刺激灸处窗口之目的，不仅是使其局部化脓，而是为了对机体产生足够的刺激，以使人体产生本能的防御性反应，达到保持人体内最佳的平衡与协调状态。这与现代的多种疫苗问世具有一样的目的，因为任何一种疫苗都是针对一种病原体的，而非广泛性的，只有多种疫苗到人体之内才能达到想要疫苗的效果。而化脓灸，则是通过体内自己的非选择性、广泛性、无目的性作用前提下，逐渐形成多种或某种针对防御性措施，达到具有天然性的疫苗效果，而在这种天人合一、物竞天择的自然进化过程中，达到防病治病、强身健体之目标。故此，为了加强化脓灸的疫苗效应，长期不断刺激是必不可少的，只有在不断加强刺激的情况下，使化脓灸的疫苗水平在长时间作用下得到不断提升与加强，故古人就有"三里莫要干"之说，就是这样的意图。

化脓灸的过程，就如同在人体种植"天花"一样，是在人体局部开出一个小小的窗口，通过局部的损失而换来全身性整体健康保证。天花最早出现在古希腊，文字记载第1例天花病毒流行的时间是1350年。在天花疫苗出现之前，人类历史上曾不断出现天花大流行，侥幸生存者也会在脸面上留下终生的伤疤。正是这人体上小小的疤痕，换来了人体生命得以存活。因此，这迫使人们从古代开始就采取各种方法与天花病毒斗争。如中国人于16世纪发明种痘术后，到了17世纪已推广到全国，而且技术也相当完善了。天花疫苗发现后，使死亡率在18个月内下降了2/3。1805年，种牛痘法由澳门的葡萄牙商人传入我国。因为牛痘比人痘更为安全，所以我国民间也逐渐种牛痘了。种植牛痘疫苗，就是在人体的局部做一个病灶，让机体产生防御性免疫反应，从而达到保全身体在健康的水平。

世界卫生组织（ＷＨＯ）于1980年5月28日宣布：严重威胁人类生命健康的天花已在世界范围内消灭。ＷＨＯ的提法"天花被消灭"只是对一种现象和问题的积极说法，显然带有人类自身的极其强烈的感情色彩。实事求是地说，人类只是经过自己的积极预防，使得天花消失了，或换句话说，人类发明了天花病毒，不再受天花的困扰，因为人类对天花有了特异性免疫力。

天花的消失不是人类对天花病毒的赶尽杀绝，而是人类巧妙地道法自然，利用免疫这一科学手段的良好结果。免疫的原理实际上证明，人类不是消灭了天花病毒，而是天花病毒再也无法进攻人体，或是即使进入人体也无法对人体造成损害，所以天花才在人间消失。免疫不是用药物，而是病原体的部分物质，比如细菌或病毒的外壳蛋白，并加以灭活，制成疫苗，使其既不对人有伤害，又能有效刺激机体免疫系统产生抗体，高效地中和对抗病原体，使病原体不再对人造成伤害。天花的消失正是如此。而化脓灸的特点，正好也是利用这样人体局部效应，也如同天花种植一样在局部造成损失而换来整个身体的健康保证。所以，以免疫为手段的现代医学不是把病原体赶尽杀绝，而是道法自然，主动地增强了人类自身的抵抗力，使得病原体无法入侵罢了。化脓灸的疫苗反应，正是利用天然的人类自己的免疫防御力量。况且，现代医学研究认为，疫苗是现代医学中的最优形式与手段。

由于疫苗是使用病原体的一部分刺激机体产生特异性免疫力，因而它不像抗生素那样引起病原体的抗药性和致使病原体产生基因突变，产生更强的菌株来对抗药物疗法，并造成环境污染和破坏。同时疫苗也不像DDT一类的杀虫剂，对环境中的无论是有害还是有益的生物都赶尽杀绝，从而破坏环境和造成生态链的断裂。因此，疫苗是值得提倡的最为有效，而又最温和的抗击疾病的方法，化脓灸的过程，就是这种方法中杰出的一种。

治疗与预防相比，前者是临时抱佛脚，而后者是未雨绸缪，两者在效果与心理优势上都泾渭分明。治疗与预防的效果也不在一个等级水平上，仅仅以经济账而言，预防比治疗的功效强大至少5倍以上。《黄帝内经》一贯倡导"上工治未病"，正是这种防大于治的目的。如果是其他疾病，预防与治疗的功效差别就更大了。再以典型的天花为例，注射疫苗可以挽救的是生命和保全一个健康与健美的人，而不注射疫苗，即使能活下来，也是一个心理遭受重创的人，因为他／她将背负一生的"麻子"的坏名并遭受歧视。

此外，免疫的作用并不是像有人所说的，灭绝天花病毒后人的宝贵免疫力已经很快退化了，恰恰相反，免疫能使人体的免疫系统时时保持警惕，长期具有抵抗力。比如，接种天花疫苗所能保持的免疫作用的时间可能比人们过去认为的要长得多。美国俄勒冈州立大学的研究人员最近发现，30年前接种过天花疫苗的人至今也会有对抗天花的免疫力。研究人员对30多个国家在过去1个月和过去75年间，对接种过天花疫苗的300多人进行了检测。令人惊讶的是，接种后在人体内获得的免疫印记能达30年，甚至更久。在50年内接种的人中，有一半人左右体内还有天花抗体，大约90%人的还拥有针对天花的特异性免疫T细胞。从这一点研究就说明，古人认为化脓灸的持久刺激，就是把身体处在一个以不变应万变的应对之中，随时解决或应对来自体内外各种不良刺激与反应，这就是化脓灸的最为可贵之处。古代医家强调，灸治必流脓，即动员大量防御性细胞，其中不少的"卫士"在对抗"入侵者"中"阵亡"，故流出的脓流中含有大量已经死亡的防御性细胞，而这些在流脓死亡的细胞，就会减少这些特异性病原体对人体的伤害。

由此可以认定，化脓灸及长时间不断火热刺激，就相当于在给人体种植了一种以不变应万变的疫苗，这种始终保持高度警惕的免疫性疫苗能产生《黄帝内经》所说的"上工治未病"的作用，从而把我们被动的治疗疾病的方法改变为具有防御性、特异性、针对性的免疫治疗方法。

（二）化脓灸的过程

化脓灸，也称为疤痕灸，属于中医直接灸的一种。是以直径5毫米左右的艾炷放置在体表某些穴位直接烧灼。一般每穴灸3～9壮，然后贴以膏药。由于灸后留有瘢痕，所以又称作瘢痕灸。

医生操作时，先用笔在所需要灸的穴位上点个小点，打个记号，用艾绒做成麦粒大小的圆锥形艾炷，或是做成如黄豆大及莲子大的艾炷，然后把它直立旋转于穴位之上，再用点燃的香从艾炷顶端轻轻接触点着，直到病人喊痛的时候，医生再迅速把它按灭，同时用左手拇指、食指、中指按摩穴道周围，可以减轻病人痛苦。其实，只要灸几次，再灸就不太痛了，如果耐心治疗十多次，用不了多久就能产生一定的疗效。化脓灸的部位一般是四肢、腹部、腰部。

依据我们的临床观察，认为只有灸至穴位周围皮肤发红，局部形成黑痂，中间呈现凹陷外，还要求黑痂边缘皮肤起皱纹，旁有细小水疱且皮肤湿润，才算完成这次化脓灸的过程。初灸之时，局部变黑、变硬、结痂，下次再灸，就在硬痂上施灸。如果化脓，可以按压排出脓液再灸，或者是等结痂快要自然脱落的时候，去除结痂，然后就在创面上继续施灸，也可待这个创面恢复之后再灸。

我们在采用大灸法的时候，持续用莲子灸，就是一壮接着一壮，连续灸上8～10小时，直到灸处创面完全形成。一般这样的灸法比较疼痛，我们常在局麻的情况下进行这样的大灸法。这种灸法，在连续几个或十几个小时的灸后，局部可形成较大的黑痂，且灸后数天就在穴位上形成脓疱，这个脓疱面积2～3厘米，化脓持续时间1～2个月之间才能痊愈。

（三）局部脓液认识

俗语云："若要丹田安，三里常不干。"所谓"三里常不干"，就是经常对足三里穴施以化脓灸，使穴位经常流脓（常不干），也就是"勿令疮暂瘥"的意思。传统中医的"灸疮流脓"与西医的"感染发炎"是两回事，"感染发炎"必须作伤口消毒处理，否则会有生命危险；而"灸疮流脓"只需贴块纱布吸脓即可，以免弄脏内衣。而且是灸后，可以下水游泳或泡澡，生活起居都不妨碍。因为所灸的都是强壮穴，灸后局部气血充盛，免疫力极强，所以，绝不会转变为西医的"感染发炎"。王正龙先生认为，这是因为"灸疮流脓"是局部元气充足的情况，不会出现红肿热痛的症状。而"感染发炎"是局部元气虚弱的情况，就会有"红肿热痛"的症状。比如：糖尿病患者的皮肤受伤是很难愈合的，而为其施以足够的化脓灸后，伤口愈合都十分迅速。我们如果没有亲眼看到，是绝对不会相信的。在中医学理论中，脾的功能之一就是"主肌肉"和"主统血"，重灸中脘穴，可以很快恢复脾的功能，所以，流血不止或伤口难以愈合的情况也就不会发生了。但是，必须一次灸透，倘若只灸一两百壮就停止的话，各种功能还没有完全恢复，伤口就会化脓2~3个月，而对生活产生一定影响。

中医古籍《小品方》中说道："灸得脓坏，风寒乃出，不坏则病不除也。"可见对于祛除风寒来说，要灸到化脓。同时《太平圣惠方》上也说道："灸炷虽然数足，得疮发脓坏，所患即瘥；如不得疮发脓坏，其疾不愈。"意思就是说要灸到一定程度，如果灸的部位化脓了，对治病才有效果。长期如此，这个灸疗的部位必然会形成瘢痕，所以这种灸法又称瘢痕灸。

灸疗大师、当代国家级名老中医谢锡亮认为：科学研究发现，许多时候化脓灸疮下所谓的脓，其实是一些黄色透明的液体，这种液体在显微镜下观察是无菌的，因为长期保持这样的状态，必然就会对穴位形成持久的良性刺激，会增强疗效，要是对某些特定穴位进行瘢痕灸的话，还能够改善体质，提高免疫功能，增强抗病能力。

一般人对灸疮化脓有恐惧心理，认为是感染怕变生他症。岂不知这正是灸疗的最神奇之处。如《针灸资生经》说："凡著艾得灸疮发，所患即瘥，不得疱发，其疾不愈。"《针灸易学》说："灸疮一发，去病如抓。"这就是说直接灸必须化脓，病才能痊愈。在化脓时期，脓液显黄色或淡黄色，有研究者取其脓液及灸疮附近皮肤拭子培养，结果发现均含有金黄色葡萄球菌。但这些葡萄球菌对人体却无致病作用，相反这些是经人体自身灭活后的菌种，依附人体而生存，并不对人体产生致病作用，反而对人体的驱病及免疫功能有强化作用。所以说，对灸疮出脓，无须顾虑重重，它与一般的疮痈化脓或创伤性炎症截然不同。只要认真护理，绝不会出什么问题。

灸疮溃烂出脓一般先从灸痂周围开始，在灸后25～30天黑痂脱落。灸疮溃发后，每天在灸疮周围用75%的酒精棉球消毒，用干棉球吸干表面脓液，不可以清理脓苔，否则不仅会引起灸疮疼痛，而且还会阻碍脓液外渗。灸疮出脓愈多，病除根愈净。如果发现灸疮有不断扩大的趋势，脓色由淡白色变为黄绿色，而且有恶臭味。可以先用双氧水冲洗，之后用云南白药创可贴或生肌玉红膏涂贴。若此时病人舌苔厚腻，最好让病人进行3～5日的清淡素食，直到舌苔恢复正常。如果灸疮出血较多，可以在换药时外敷云南白药来止血，或用云南白药创可贴外敷则更好。

千万不要因为看见脓疱就进行消炎治疗，这种脓疱属于非炎症性的，而且发展很局限，在1～3个月的时间内，其创面就会自然缩小、消失，或形成永久瘢痕，不会由此引起全身症状，所以不必担心菌血症或毒血症的发生。笔者就经常保持身体上灸后疮面，而且长期在这种状态下，并没有感觉到什么不适的地方。更为重要的是，这种脓疱保留一段时间，能增强瘢痕灸的扶阳疗病与强身的效果。

（四）灸后观察护理

据《医学入门》中记载："灸疮未发，不宜热药，已发，不宜凉药。常须调理脾胃，俟其自发，不必外用酒葱熨等法。发时或作寒热，亦不可妄服药饵。"也就是灸疮的发与收以顺其自然为上，因为只有这样，其灸疗的效果才会好。如果有像下面特殊情况的发生，我们也可参进行处理。

1. 灸疮的处理

古人认为在体表直接灸治，产生灸疮化脓是一种有效的治疗手段，称为化脓灸或瘢痕灸，往往认为能够达到神奇的疗效。但是，现代人对于化脓灸有一种恐惧心理，怕疼，怕造成严重的后果，甚至用抗生素治疗，实际上对于灸疮大可不必大惊小怪，只要我们认真护理，是不会产生不良反应的。

对于因施灸过量，时间过长，局部出现小水疱，只要注意不擦破，可任其自然吸收。如水疱较大，可用消毒的三棱针或注射器针头刺破水疱，放出水液，或用无菌的一次性注射针抽出水液，再涂以龙胆紫，并以纱布包敷。如使用化脓灸者，在灸疮化脓期间，要注意适当休息，加强营养，保持局部清洁，并可用敷料保护灸疮，以防污染，待其自然愈合。如处理不当，灸疮脓液呈黄绿色或有渗血现象者，可用消炎药膏或玉红膏涂敷。

如果灸处创面比较大，想对伤口进行处理，可用云南白药创可贴，或绿药膏每天涂敷，或用市面上的拔毒膏药外贴也行，或根本就不用任何药物也是可以的，用干净的纱布封住即可，以免弄脏内衣。而且，不妨碍洗澡，甚至可以泡澡，洗澡液浸在伤口上也绝对不会感染。有的人可能会不放心，可以在洗澡以后再揭掉纱布换药，没有必要担心的。我们不是对患者不负责任，这确实是不可思议的事实。王正龙先生认为：这就是真阳元气杀菌消毒、增强免疫力的真实体现，因为穴位具有汇聚精气的作用，局部强壮的真阳元气，就可以杀灭一切细菌病毒，灸法可以通调全身的经脉，激发元气运行，这也是身上有灸疮可以避瘴气的原理。用一个稍微夸张的比喻就可以说明这个问题：活人躺在野外不会腐烂，而死人却会很快发臭，同样都有细菌病毒的作用，为什么会有如此差别呢？

2. 晕灸的处理

晕灸是不多见的一种艾灸不良反应，多为轻症，但也有较严重的现象应引起注意。晕灸产生的诱因很多，比如体质虚弱，精神过于紧张，饥饿，疲劳，过敏体质，心血管疾病，穴位艾灸刺激过强，体位不当，环境和气候等因素。

晕灸的临床表现主要为：轻者头晕胸闷，恶心欲呕，肢体发软发凉，摇晃不稳，或伴瞬间意识丧失；重者突然意识丧失，昏扑在地，唇甲青紫，大汗淋漓，面色灰白，双眼上翻，二便失禁。

对于轻度晕灸应迅速停止施灸，将患者扶至空气流通处。抬高双腿，头部放低（不用枕头），静卧片刻即可。如患者仍感不适，给予温热开水或热茶饮服。重度晕灸马上停灸后平卧，并饮用红糖水，平卧休息或进行对症处理后，就会逐渐恢复正常。

3. 过敏的处理

采用化脓灸疗法，有时可以诱使机体出现程度不等的过敏反应。虽然预后一般良好，但有时也可出现较重的症候，应引起足够的重视。导致过敏反应的主要原因是患者本身具有过敏体质。

临床表现以过敏性皮疹最为常见，出现局限性（穴位周围区域）的红色小疹，或全身性的风团样丘疹，浑身发热，瘙痒难忍；重者可伴有胸闷、呼吸困难，甚至面色苍白，大汗淋漓，脉象细微。

当有局部或全身过敏性皮疹者，一般于停止艾灸后几天内自然消退，如兼发烧、奇痒、口干、烦躁不安等症状时，可适当作应对处理。轻的经适当的休息就可恢复正常。

西医所说的"药物过敏"也都是由于患者平素"阴盛阳虚"造成的。因为做艾灸时，人体被激发起来的真阳会驱赶阴邪外出，所表现出来的症状实际就是西医所说的"过敏"现象。

4. 疤痕的观察

灸疗之后，患者或医者，平日通过对其身上疤痕的观察，就可以知道自己的元气是否充足。如果灸后的疤痕颜色变深，而且，发痛发痒，就是元气开始虚弱、寒邪势力开始抬头的征兆。如果灸后疤痕的颜色变淡，就是元气充足、身体健康的表现。王正龙先生认为：西医所说的"疤痕体质"，实际就是元气虚弱的体质，这才是"疤痕体质"的根本原因。

（五）重复灸疗问题

为了强化疗效，需要重复进行化脓灸的治疗。我们的经验是，开始灸的壮数少，时间短暂，随着治疗情况而看，再决定是否继续灸的方法。一是观察病情恢复的情况，二是观察局部灸疮的情况而定。

由于患者的病邪很深，并非灸 100 壮就可以解决的。当灸至 200 壮时，可能患者就会不觉得疼痛了，但腹中不觉温热，这只是浅层的寒邪被驱出的表现，而藏在深层的寒邪还没有被触及，必须耐心地灸下去，真正的反应在 300 ~ 500 壮以后才会出现。而且，在灸二三百大壮以后，穴位上烧成的焦黑煳痂会翘起，痂与肉之间有脓，煳痂会滑动，此时可以将煳痂揭掉，将艾炷坐在小坑儿里继续施灸，不必担心，绝不会将腹腔烧穿。当患者担心快要"烧穿"的时候，也正是元气开始强盛的时候，此时伤口恢复的速度也是令人吃惊的。如果一直隔着煳痂灸，虽然痛苦少一些，治疗效果也就比较差了。

窦材《扁鹊心书》上说：孙思邈当年亦毁灸法，待晚年方信，乃曰："火灸，大有奇功。"

或曰："人之皮肉最嫩，五百之壮，岂有不焦枯皮肉乎？"

曰："否！已死之人，灸二三十壮，其肉便焦，无血容养故也。若真阳元气未脱之人，自然气血流行，荣卫环绕，虽灸千壮，何焦烂之有哉？"

《扁鹊心书》又说："以救己之心，推以救人。所谓现身说法，其言诚真，其心诚切，其论诚千古不磨之论，无如天下之不信何？"

王正龙先生认为：如果医生没有自己给自己灸过300大壮以上，就不可能知道患者的感觉（医生自己灸三五十大壮，其各种感觉都不是真正的感觉），就不可能知道艾灸的真正作用，也就没有胆量为患者施以重灸。我们亲自进行重灸关元穴，体会到如果患者体力之虚弱，并非在短期内所能康复的，以后每年必须再灸1次，壮数可以逐次减少（比如今年灸500大壮，明年可以只灸300大壮），但每次以灸至不痛、腹中温热或四肢末梢麻胀为准，以巩固疗效，充实体质。

另外，我们在临床上也观察到，由于皮肤具有弹性，开始时伤疤会变得很大，成椭圆形，待愈合后又会缩小，第二年再施以重灸，伤疤就会变得更小，成横线状。并且，在灸至300大壮以后，有些患者会在施灸过程中出现穴位出血的现象，这是经脉里的瘀血被化开的表现，因为被化开的瘀血是不会再凝固的，所以，只是用卫生纸将黑血暂时吸干，继续灸下去就是了，等瘀血化尽，正常的血液自然会将伤口凝固住，不必担心。此时可以将一些艾灰填入出血处以继续施灸。

六、化脓灸的排病反应

关于化脓灸的排病反应，从火神派扶阳药的角度来看这个问题，就如郑钦安在《医法圆通》服药须知中所说的"阳药运行，阴邪化去"，即火神派所说的热药反应。关于这个问题，古代就有记载，只是这种说法不一样。如《针灸资生经·心痛》中有："他日心疼甚，急灸中管数壮，觉小腹两边有冷气自下而上，至灸处自散，此灸之功矣。"而《备急灸法》中记载得则更为详细："其艾火及随流注先至尾闾，气热如蒸，又透二外肾，俱觉蒸热，移时复流注足涌泉穴，自上而下，渐渐周遍一身。"普遍认为这是灸法传感现象，其实这种反应就是典型的排病反应。

（一）附子效应

王正龙先生认为，附子与灸疗关系密切，而且两者具有很好的扶阳互补作用。这是因为：附子辛甘大热，入肾与命门，能通行十二经，生用暖肾脏，以祛寒湿；熟用补命火，以回元阳。盐水炒黑专入肾经，燥湿功胜，兼益下元。下寒上热，里寒外热之证最宜。附子为逆转阴证之第一药，艾火灸可以透诸经，驱百种病邪。重灸脐下关元、气海是治疗下寒上热，上实下虚的最佳外治方法。如今大多数疑难病症的阴阳格局都是上热下寒，上实下虚。所以重灸关元、气海与附子剂的应用范围非常广泛。两者相配合可以治疗多种疑难病。

我们临床研究认为，灸疗不仅与附子热药有很好的互补效应，同时由于化脓灸疗，特别是重灸法，具有像附子一样的扶阳助阳通阳作用，同时也具有像附子热药一样的扶阳效应，更具有典型的"阳药运行，阴邪化去"之排病反应，这种反应傅文录教授称之为附子效应。

王正龙先生认为，化脓灸施灸2大壮，就可以抵1剂四逆汤（附子30克），那么，是否可以只服四逆汤而不用灸法呢？这样不就可以减少很大的痛苦了吗？ 按腧穴逻辑是可以的，但在实际操作中却是比较困难的。因为按照数学计算，500大壮就是250大剂，每天服1剂，就需要至少250天。然而在250天内，患者能否坚持服药，能否不吃生冷等，都是具体的问题。而对患者施以重灸，每天灸三五十大壮，10～30天就可以达到目的。我们认为，临床上化脓灸3～10壮，就相当于喝上1剂小剂量四逆汤（制附子30克，炮姜30克，炙甘草30克），每天重复灸疗上述穴位，就如同每天喝上1剂四逆汤，更为神奇的是，当我们停止灸疗之后，其化脓时的疮面反应，仍然具有每天喝四逆汤一样的扶阳效用，这个服四逆汤的效用，可以持续至化脓灸疮完全愈合之后，一般是持续1～3个月。

王正龙先生认为，只服四逆汤而不用灸法也可以的，只是四逆汤的剂量必须非常大。其中，每剂中的附子必须用至100克以上，才有可能在2个月内基本达到目的，但未必有几位医生敢于将附子用到如此剂量。就我们临床观察发现，如果应用重灸关元穴，一次大概需6～8小时，甚至需连续灸疗12～24小时，才能达到重灸目的，而这样的重灸法，就相当于喝上1剂含有附子100克的汤药，也就是说我们如同每天喝上1剂大剂量四逆汤（制附子100克，炮姜90克，炙甘草60克），而且是当停止灸疗之后，这样的四逆汤扶阳效应可以持续至疮疤完全愈合之后，这个时间为2～3个月之间。如此看来，化脓灸与重灸疗法，如果比较服四逆汤来讲，可以说这是一种一劳永逸的好方法。我们认为这样可大量节约我们煎药与吃药的时间与金钱，而且是充分依靠我们自身的力量，调动我们自身的潜能与修复能力，来达到疗疾与愈病之目的。

许多患者都会厌烦服药过多，或灸的时间过长。但我们必须提醒患者，服用四逆汤和灸法，都是最热的方法，用最热的方法治疗都需要这么长的时间，就可以知道患者的寒邪有多么深重！因为寒证必须用最热的方法治疗，要让患者知道自己的病情严重，而不要见怪于多灸重灸之时间为什么这样长。只有这样坚持，我们最后才能达到扶阳气、驱阴寒之目的，才能把由于阴寒邪气所形成的多种病症清除体外。

（二）排病表现与规律

火神派创始人郑钦安先生在《医法圆通·服药须知》中详细地说到服阳药之后人体的反应。"大凡阳虚阴盛之人，满身纯阴，虽现一切证形，如气喘气短，痰多咳嗽，不食嗜卧，面白唇青，午后夜间发热，咽痛，腹痛泄泻，无故目赤、牙疼、腰痛膝冷、足软手弱，声低息微，脉时大时劲，或浮或空，或沉或细，种种不一。皆宜扶阳，驱逐阴邪，阳旺阴消，邪尽正复，方可了扶阳之品。但初服辛温，有胸中烦躁者，有昏死一二时者，有鼻血出者，有满口起疱者，有喉干喉痛目赤者。此是阳药运行，阴邪化去，从上窍而出也，以不思冷水为准，即吃一二口冷水皆无妨。服辛温四五剂，或七八剂，忽咳嗽痰多，日夜不辍，此是肺胃之阴邪，从上出也，切不可清润。服辛温十余剂后，忽然周身面目浮肿，或发现斑点，痛痒异常，或汗出，此是阳药运行，阴邪化去，从七窍而出也，以饮食渐加为准。服辛温十余剂，或二十余剂，或腹痛泄泻，此是阳药运行，阴邪化去，从下窍而出也，但人必困倦数日，饮食懒餐，三五日自已。其中尚有辛温回阳，而周身反见大痛大热者，阴陷于内，得阳运而外解也，半日即愈。凡服此等热药，总要服至周身腹中发热难安时，然后与以一剂滋阴，此乃全身阴邪化去，真阳已复，即与以一剂滋阴之品，以敛其所复之阳，阳得阴敛，而阳有所依，自然互根相济，而体健身轻矣。虽然邪之情形，万变莫测，以上所论，不过略陈大意耳，学者须知。"这种排病反应，重施灸过程中或之后，其反应更为显著。

郑钦安在论阳虚阴盛之患者，服热药的剂数与反应，这种情况在化脓灸与重灸过程中，也是很常见的，而且是反应就在我们面前，或者是正在治疗过程中，或者是治疗后的一段时间内。如所出现的有烦躁、喉干、喉痛、目赤、咳嗽痰多、面目水肿、发斑、痛痒、腹痛泄泻、困倦、不食、大痛、大热等多种情况，都是阳药运行，化去阴邪，从上窍、从肺胃、从皮肤、从下窍而外解。我们一定要做到心中有数，而不至于举手无措。

王正龙先生认为，灸感分两种：一种是患者灸感，即患者自觉灸疗产生的热流在全身走窜流动的范围和速度及当时的排病反应，当时的排病主要以热流冲击病灶为主。另一种是术者灸感，是指术者在灸疗过程中，多次触摸患者体表，对温度湿度变化的感觉情况。在大多数情况下，两种灸感是统一的，有时患者自觉热流已经透至双足，但术者却感觉足跟还隐隐发凉，这时应以术者灸感为准，继续施灸，尽量使两者达到统一，才能算是真正灸透了。术者用手触摸时，摸的时间要长，认真体会，如果刚开始感觉热之后又感觉凉，这说明体内还有寒气，应继续施灸。体表出汗的情况，最能反映温度的变化。以双足为例，如果患者双足多年无汗，一轮重灸下来，足部能发潮就是很大的进步，如果平时有汗，就应以汗出如洗为度。我们在为病人灸疗时，一般15分钟摸一下患者双足，仔细感觉湿度的变化，同时问病人热流走到哪儿了。以下肢为例，热流到达双髋关节，可以视为是第一关，膝关节是第二关，踝关节是第三关，足心足尖是第四关，到达足跟是最难的一关，灸感的传播速度与治疗效果成正比。

在灸疗过程中，即使没有外界环境的诱因，绝大多数患者都会出现种种不适反应。如浑身发冷、出冷汗、冒臭气、吐痰涎、腹痛、腹泻等现象。甚至于多年前有过的病症会重复多次出现，由于这些不适反应与患者的病情有关，所以我们把这些不适反应统称为排病反应，排病反应是正邪斗争的结果。因为疾病的形成和发展，是正邪斗争并最终由病邪战胜了正气，在发病过程中集体会出现许多不适反应，同样患者接受灸疗后，元阳向病邪发动进攻，脏腑经脉里的病邪被驱逐，病邪被逐的过程就是排病反应。因此，治疗过程中的排病反应是治疗效果的前奏和标志。一般排病反应越强烈，治疗效果会越显著。就正龙先生所总结的临床常见排病反应，主要有以下几个方面。

1. 与排风寒有关的反应

据临床观察，大多数患者都有风寒外排的反应，多以打喷嚏、流鼻涕、浑身肌肉骨节酸痛等反应形式出现，或从头顶、四肢末梢往外冒冷气，更有甚者全身或半身发冷，盖两床厚被都无济于事，量体温还正常，反应持续时间多为1~2天或3~5个月不等。

2. 与排郁气有关的反应

郁气的外排以烦躁易怒，看谁都不顺眼，悲伤或委屈易哭等情绪变化为主，多伴有呃逆、排气等反应。特别是性格内向而又心胸狭窄的女性病人多有此类反应，反应持续时间一般数小时至3天，少数患者可达数月之久。

3. 与排痰湿有关的反应

排痰湿多咳吐，呕吐，痰涎或腹痛，腹泻，泻水样稀便及胶状黏稠大便。头面、四肢水肿，半侧身体水肿，乃至全身水肿，排尿困难或小便频数浑浊刺鼻，局部或全身冷汗、黏汗。

4. 与排火热邪毒有关的反应

排火热邪毒多疮痒，痈肿，发烧，类似湿疹伴奇痒，或大小便火烫灼热等反应形式外排。

5. 与排瘀血有关的反应

瘀阻在体表经络之中的瘀血，以瘀斑方式排出；瘀阻在胃肠，则多以深褐色或酱黑色大便排出；瘀阻于心肺，则多以痰中带血丝血块为主外排；瘀阻于胞宫的多随经血外排，甚至里面有组织包块或烂肉。

6. 与睡眠有关的反应

绝大多数人灸疗后睡眠状况都会发生变化，有的重灸后先是浑身无力，嗜睡，之后连续失眠数天，一般失眠时也没有疲乏无力、头脑昏沉、不思饮食的感觉。有的先失眠10多天之后转为一天到晚都想睡。最后的结果都能使睡眠恢复正常。

7. 发热反应

发热反应属于全身综合性的剧烈反应之一，多在自身康复机能完全发挥作用后出现，表示气血旺盛，体质增强，是机体由量变到质变的转折点。一般发高烧反应，体温39~40℃，反应持续时间1周左右，少数低烧患者，体温在37.5~38℃之间，反应持续十几天甚至1~2个月。

8. 其他反应

可以说，曾经患过的疾病都可能会复发多次，虽说是复发，但感受一般不会比以前患病时强烈。曾患有痔疮的也会发作，而且会由内痔变为外痔，大约十天半个月即可自愈。

我们研究认为，由于灸疗过程中我们所选择的以穴位为主，穴位就位经络之上，经络中的排病反应多数也反映在经络与穴位上。具体说也就是阴邪从手上冒出为正路，阳邪从脚上冒出为正路。还有任、督二脉的阴、寒、虚邪，从百会、人中、龈交排出为最佳途径，任、督二脉的阳、热、实邪从神阙、气海外排为最佳途径。所以说，所有阴邪从手及头上外排为正路，所有阳邪从脚及脐下外排为正路。

在重灸脐下关元穴后（或服用附子剂之后），如果病人很快出现头上及手凉冷或冒凉气而脐下和脚发热，这样的病人不论何病见效均快，预后好，病易除根。

在重灸脐下关元穴后（或服用附子剂之后），如果病人头上及手易发热，脐下和脚总感觉凉冷或冒凉气，这样的病人不论何病见效均慢，病不易除根。这时医患双方都要耐心坚持，继续用灸或加大附子剂量。同时配合刺激相应的手三阴经原穴、井穴以引导病邪从正路外排。如果刺激井穴、原穴时，医者能够依照子午流注的时间次序以应天人合一之机转，自然可以达到事半功倍的效果。

通过"多灸重灸"法与附子剂的合理应用，不仅能够减轻灸疗的次数，或是减少服用附子的剂量，两者的扶阳作用也可以互相促进，既能减少灸疗的时间或是重灸的次数，同时也能缩短服药时间或是减少附子的用量。这样就能以最少、最轻的扶阳方法或方药，病邪从正路排空后，全身上下阴阳平衡，气血畅通，百病自愈。

（三）排病反应的处理

对于灸疗特别是重灸治疗过程中，凡是在治疗过程中出现的各种反应，我们认为都需要谨慎与认真鉴别。首先要弄清楚这些反应是何因引起的，如果没有外界诱因诱发，纯属在治疗过程中出现的反应，则可以认定此反应属于排病反应。医患双方都应该知道，在治疗期间每出现一种排病反应，体内就会减少一种病邪，因而对治疗过程中所出现的排病反应，应采取忍耐和任其自然的态度。最好不用药物控制，以免降低治疗效果或出现不良反应，不到万不得已不要轻易应用对症处理方法。

如有的病人实在痛苦难忍，或发高烧持续3天以上还不退，我们一般采用刺血、拔罐、刮痧、做温灸等方式来缓解。这些方法都是在给病邪以出路，是因势利导之法。特别是我们可以根据病人六经反应的情况，大多三阳经表现比较典型的，可以结合辨证分别给予麻黄汤、桂枝汤、小柴胡汤、白虎汤、大承气汤等方剂，加快病人由阴转阳证的变化过程，顺势化解或是减轻排病反应所带来的不适与痛苦。尽量不要阻断这些反应，因为排病机会正是邪去之机，不然其前期治疗效果会大打折扣。

当然，如果出现剧烈腹泻，高热大汗时，则应多喝糖盐水。若喝不进去可以输液。如出现委屈易哭的情绪反应时，最好是随时随地大哭一场，如觉得不好意思，可找一旷野无人的地方放声痛哭，大声喊叫，尽量将这种情绪发泄出去，直到心情舒畅为止。如病人出现失眠反应，连续多日每夜只能睡3~4小时，只要第2天体力精力都无多大变化，就不必有意强迫自己非睡不可，更不能吃安眠药强迫自己入睡，应采取忍耐的态度。当度过反应期之后，睡眠会自然恢复正常，神经系统功能也会得到进一步的提高。总之，对于排病反应，应持平静态度和乐观的心情，顺其自然，以迎接疾病去根之日的来临。

在施灸期间，可能会出许多汗，并随之有几天大渴的现象，但最好不要喝冷饮，人体通过补充水分来加速排泄从前积累的"垃圾"的过程，是很正常的现象。同时，会出现尿频的症状，这并不是肾脏或前列腺疾病，而是由于尿液中的垃圾过多，废物的浓度过高，迫使膀胱尽快将其排出的一种正常生理反应。从经脉理论来解释：肾与膀胱相表里，由于生机恢复，足少阴肾中的寒邪被化动排出，必然会传导至足太阳膀胱经，膀胱经受邪，就会出现脉浮、恶寒、发热、头项强痛、尿频、汗出等症状，这完全符合《伤寒论》的"六经辨证"规律。我们完全可以运用六经之方药，进行顺势化解，帮助病人尽快渡过难关。

（四）排病反应的思考

由于在进行重灸治疗时，病人排病反应可能比较剧烈，这种反应有时比喝四逆汤所产生的药物反应更容易控制，因为我们可以随时中断治疗而减轻排病反应。

通过亲自重灸关元穴的体验及为诸多病人做灸疗的体会，我们认为无论是直接化脓灸，还是重法化脓灸，灸感必须上达巅顶，下达足心，热流充满全身四肢百骸，才是最佳的火候，这时才有可能出现排病反应。而在排病反应的同时，正是阳气驱散阴寒之气的反应过程。如针对一些三阴病阴寒湿邪深重之人，以及用过激素的类风湿或是强直性脊柱炎和晚期癌症，即使是连续重灸10小时，全身气血也很难一下子温通开，所以这些人如果出现排病反应，才是我们求之不得的。所以《扁鹊心书》中提到好多危重疑难病灸关元300~500壮，这只是个约数，而要求达到这个壮数的目的，无非是通过灸疗时扶助阳气达到驱阴寒邪气之最终目的。灸感才是决定灸疗是否达到饱和的尺度。

七、化脓灸的作用时间与适应病症

（一）化脓灸的作用时间

化脓灸与重灸之法，当代灸疗大师谢锡亮老中医认为，医生和患者都不可轻视灸法，灸法不仅可以祛邪治病，实际是救命的方法。往往患者在危脱之时，煎药服药都来不及或无效的时候，施以灸法，确实是可以起死回生的。所以《扁鹊心书》中说道："保命之法，灼艾第一，丹药第二，附子第三。"说明灸法对重症患者有起死回生之效果，古人写书与说话都是实事求是的，很少有人说大话假话，只有在切身体会之下，才会有这样人生感悟与名言传世。

但是，对于大部分三阴病症患者由于身体极虚，一次完全灸透也是不可能的。因为艾灸的作用只是祛寒邪，艾灸热量并不能代替人的真阳元气，有形的元气是由实物转化而来的，可以先灸三五百中壮，而后服几剂参附汤，强壮脏腑功能以巩固疗效，待三五个月后，再次施以重灸，直至不疼并腹中温热为止。灸法的扶阳温通作用虽然不能直接增加体内的物质，但由于脏腑功能的恢复正常，阳气振奋，故可以有效地利用后天所获得的有形之精华物质，转换为阳气运作动力与驱逐阴寒之邪的能力。因此，适当地应用补肾填精之品，或是增加饮食营养物质，才能达到最佳的治疗目的。

化脓灸的作用时间与灸疗时间问题，古今说法不尽相同。如古代有"疮发即愈"之说，根据我们大量的临床观察，并非每种疾病都是如此，如对一般的扭伤疼痛、痛经及胃脘痛等，可能会立即收效，但对其他的慢性疾病并非如此。在化脓期间，虽一些疾病的症状得到改善，但大部分病症须有足够的时间，才能取得显著的效果，甚至不少的病症须到秋冬及明年春天才能应验。有些体质较差的病人，或重病患者，尚须连续灸上2～3年，每年每月需要定期施灸，或间隔一段时间如3～6个月施灸一次，连续灸2～3次，方能取得显著的临床效果。

化脓灸法是艾点燃后利用火热直接刺激穴位，有药物与物理化学以及人体内的穴位放大效用，通过经络传导直达脏腑各个系统，激发人体本能和潜在自行修复能力，并充分利用有形之体和后天获得的饮食物质之精华，借助阳气的运行之机，发挥这种持久的扶阳效能，需要充分的时间才能达到目的。故此，灸法需要反复地加强重复，才能达到助阳扶正、驱逐阴寒邪气之最终目的。所以，窦材在《扁鹊心书》中说："人至三十（岁），可三年一灸脐下（关元穴）三百壮；五十，可二年一灸脐下三百壮；六十，可一年一灸脐下三百壮，令人长生不老。余五十时，常灸关元五百壮，六十三时，因忧怒，忽现死脉于左手寸部，十九动而一止，乃灸关元、命门各五百壮。五十日后，死脉不复现矣！每年常如此灸，遂得老年健康。乃为歌曰：一年辛苦唯三百（壮），灸取关元功力多。健体轻身无病患，彭祖寿算又如何？"

王正龙先生认为，一般施灸的时间定在冬至前后较为合适，冬至虽然一阳初生，却是阴气极盛的时候，所以，在施以重灸时疼痛会轻一些，因为盛极的阴气可以中和一些艾草的火力。而夏至一阴初生，却是阳气极盛的时候，所以，在夏至施以重灸时会比冬至时疼痛得多，但疗效会比冬至施灸要好，因为极盛的阳气加上艾草的火力，对于阴邪来说，就等于杀鸡用牛刀。但是，就我们临床观察研究，对于疾病较为严重的患者来说，什么时候发现，就在什么时候治疗，而没有必要机械地认为实施灸疗的时间与地点，以积极尽快治病为目的，以不延误病情为原则。

由于灸法所发出的无形的热量不能补充有形的真阳元气，故而对于精亏血少的疾病也就不可能马上治愈，尤其对于非常严重的湿邪所造成的虚劳疾病的治疗，就不能急于求成。由于"湿病缠绵难愈"的原因，人的有形精气也难以恢复。为什么古人要求几百壮？为什么古人要求连续用灸？如我们灸千壮就需要80天左右，在如此长的时间内，患者会由于生机的逐渐恢复和饮食的不断增加而使得精气逐步得以补充，只有精气的积累，才能基本达到治愈疾病的目的。若能辅以药物治疗，效果会更好。因为，人体之元气在恢复的时候，需要大量地补充天地之精华，这些精华进入人体之后，才能完全被灸疗后的阳气所利用，充分发挥人体内"阳主阴从"的转换过程，只有人体阴精转换为阳气之后，才能发挥其扶阳驱邪之目的，这些都是需要时间来做保证的。所以说，灸疗的时间，是日积月累的过程，只有这样我们才能达到扶阳助正、驱逐阴寒之目的。

关于灸疗的收效期的问题，古代针灸医书有"疮发即愈"之说，根据我们多年的临床观察，发现并非如此。对一般的痛证、急症、危症见效较快，但对其他慢性陈病，在化脓期间，虽有些症状得到改善，但大部分病症须到秋冬及次年春天才能应验。有些患者体质过差，或病重，须连灸2~3年，每年按适当季节施灸，或隔3~6个月施灸一次，连灸2~3次，方能收效。所以较重的慢性病症，第1年灸后如未见大效，没有其他的副作用，应当连续再灸，才能得到满意的效果。在重灸间隔期间配扶阳中药效果则会更好。

（二）化脓灸的适应病症

"艾灸扶阳，多灸重灸"之法，可以治疗中西药久治无效和针刺效果很差的所有慢性病、顽固病和部分内科危急症，也可以用于恶性肿瘤与癌症（或配合手术后、放疗、化疗的患者）患者。

化脓灸疗常用于哮喘、慢性气管炎、肺心病、心脑血管病、高血脂、动脉硬化、高血压、肥胖症、糖尿病、慢性胃肠炎、体质羸弱、发育不良、阳痿、遗精、早泄、前列腺病、肾炎、系统性红斑狼疮、牛皮癣、顽固性湿疹、过敏性鼻炎、白癜风、肝炎、肝硬化、风湿、类风湿、强直性脊柱炎等疾病以及现代的亚健康状态、习惯性感冒、失眠、抑郁症、女性更年期综合征、各种重大疾病的恢复期与康复期，这些疾病均为化脓灸治疗的适应病症。

现代医学所谓的疑难症，如世界卫生组织有一项统计，人类疾病，有21%靠药可以治愈，63%要靠激发调动个体潜能自然痊愈，16%的任何办法都无法治愈。而灸疗能治800多种病，特别是灸疗对于难治性疾病，不论是在中医与西医治疗同时，都可以进行，这样可提高这些疑难杂症治疗的成功率。

无病之人群的健康保健以及强身健体的要求等，均可进行化脓灸疗。

1. 一切阳虚（阴证）病症

中医化脓灸治疗的适应病症，可治疗一切由阳虚（阴证）所导致的多种病症。阳虚证的表现，最为常见的就是"怕冷"，也就是说在同样的气温环境下，比较别人明显的手脚或身体冷感明显，或别人触摸其身体时，也有明显冰凉的感觉。

怕冷之人，中医称之为阳虚体质。现代人把人的体质分为九种，而阳虚体质是所有的体质类型中所占比例最大的一种，据官方统计资料表明，这类人群占总人群的六成左右。也就是说，在正常的人群当中，有相当一半多点的人，都是阳虚体质的人。怕冷与手脚发凉是阳虚的基本征象。同时，阳虚体质在所有的体质中也是导致的疾病最多的体质类型。

由于人体阳虚，阴寒之邪必盛，阴寒湿瘀便伴随而来，可以带来诸多病症。所以，当代火神派名家李可老中医认为，阳虚者十占八九，阴虚者百无一见。足见阳虚阴盛是导致现代诸多疑难杂症的最为主要病机之一。化脓灸疗可以治疗一切由阳虚导致的诸多病症。不仅现代如此，就是明代医学家张景岳也是这样认为的："夫今人之气有余者，能十中之几？其有因禀受，或因丧败，以致阳气不足者，多见寒从中生，而阳衰之病，无所不至。"而在治疗中，他提到"惟高明见道之士，常以阳衰根本为忧"（《景岳全书》）。

2. 阳虚的辨证方法

火神派创始人郑钦安在《医理真传》中，制定了"辨认一切阳虚症法"，他说道："阳虚病，其人必面色唇口青白无神，目瞑倦卧，声低息短，少气懒言，身重畏寒，口吐清水，饮食无味，舌青滑或黑润青白色，浅黄润滑色，满口津液，不思水饮，即饮亦喜热汤，二便自利。脉浮空，细微无力，自汗肢冷，爪甲青，腹痛囊缩，种种病形，皆是阳虚的真面目。"这些，郑钦安称之为"阴象"、"阴色"、"寒形"。这就是我们在临床上所要遵从的辨证规范。

同时在《医理真传》"钦安用药金针"中，他进一步明确强调说："予考究多年，用药有一点真机与众不同：无论一切上中下诸病，不问男妇老幼，但见舌青，满口津液，脉息无神，其人安静，唇口淡白，口不渴，即渴而喜热饮，二便自利者，即外现大热，身疼头痛，目肿，口疮，一切诸症，一概不究，用药专在这先天立极真种子上治之，百发百中。"可见，郑钦安老夫子认为，只要我们抓住阳虚之关键，一切治疗专心扶阳，这个扶阳的方法，一是扶阳中药四逆汤类方，二是化脓灸法多灸重灸，选择对了扶阳之方法，临床疗效就绝不会差。

在临床上，郑钦安的辨证法则虽然很标准，但临床上仍然不易把握。云南火神派名家吴佩衡（吴附子）先生，把阳虚症的辨证浓缩为十六字真诀："身重恶寒、目瞑倦卧、声低气短、少气懒言。"这个法则是吴氏家族及其追随者所遵从辨识扶阳的标准。

当代火神派名家张存悌教授为了更有条理起见，以"舌脉神色口气便"为纲，将郑钦安"用药真机"归纳如下：

舌——舌青或舌淡润，满口津液。

脉——脉息无神。

神——其人安静。

色——唇口淡白。

口气——口不渴，即渴而喜热饮。

二便——二便自利。

以上就是典型的阳虚证（阴症）的临床特点，反过来就是阴虚证（即阳证）。张存悌教授进一步归纳出郑钦安判断阴证的"真机"主要就是：只要舌淡润口不渴，或渴喜热饮，无神，二便自利，"即外现大热，身疼头痛，目肿，口疮，一切诸症，一概不究"，统统按阴证看待。阴证，就是阳虚。

河南火神派医家及研究学者傅文录教授研究认为，以上辨识阳虚还是有点复杂，他总结出，但凡是临床上发现患者"舌淡、脉弱"，就可判断为阳虚证，即阴证。这样我们在临床上更容易把握阳虚病的辨识要领。

既然我们辨识出患者为阳虚证，那么我们就可结合病人阳虚证的程度，有效地采用扶阳化脓灸法与扶阳方药，这样我们就能取得良好的临床疗效。

3. 阳症应用问题思考

阳虚（阴证）病证临床应用扶阳化脓灸疗，当然不会有错。假如辨识为阴虚（阳证）病证，是否能采用化脓灸疗呢？这个问题，自古至今都有不同的看法。一般认为，当脉盛呈现阳证，说明正邪斗争比较剧烈，因灸法以火热为治疗的手段，若施灸不当，则会使正气妄行而出现变证。如《灵枢·终始》所说，人迎与寸口脉俱比正常脉旺盛三倍以上者，不宜灸，"如此者，因而灸之，则变易而为他病矣"。

艾炷灸在方法上的补泻问题。此法首见于《黄帝内经》："以火补者，毋吹其火，须自灭也；以火泻者，疾吹其火，传其艾，须其火灭也。"（《灵枢·背腧》）《丹溪心法·拾遗杂论》也说："若补火，艾焫至肉；若泻火，不要至肉便扫除。"《千金要方》灸例亦云："灸之生熟法，腰以上为上部，腰以下为下部，外为阳部荣，内为阴部卫，故脏腑周流，名曰经络。""灸之生熟，亦宜撙而节之，法当随病迁变，大法补气务生；内气务熟，其余随宜耳。"明代李梴在《医学入门》中说："虚者灸之，使火气以助元阳也；实者灸之，使实邪随火气而发散也；寒者灸之，使其气之复温也；热者灸之，引郁热之气外发，火就燥之义也。"李梴不仅对灸治的适应范围和灸治机理作了较详细的阐述，而且明确指出灸疗适用于寒热虚实之证。《神灸经纶》中言："灸者温暖经络宜通气血，使逆者得顺，滞者得行。"作了进一步补充。综观以上记载可见，灸疗补泻起源于《黄帝内经》，后经历代医家的临床发挥。也就是说，古代艾灸的补泻操作方法很早就有区别，这就表明针对阳证的问题，如何灸的问题了。

虽然古今都对阳证患者灸法作了很多研究与探讨，但有一点要说明的是，一定要遵从中医辨证施治的基本原则。就我们的多年临床观察与研究来看，大凡对于阳证、热证、实证，在没有充分把握的情况下，最好避免使用火疗灸法，以免给患者带来不良后果。如果确实有了充分的把握之时，结合辨证或是结合中药汤剂的时候，也是可以应用灸法治疗的。

八、化脓灸中医患沟通

化脓灸疗，因为是化脓灸或重灸法，给人体留下了短暂或是永久的颜痕，部分患者在治疗前如果没有充分地认识清楚时，我们是不能草率地开展这项工作的，避免造成一些不必要的纠纷或口舌之争。所以，我们充分认识到这个医患沟通的重要性，并且要从以下几个方面着手去做。

（一）灸疗前医患沟通

在进行灸疗之前，首先与患者交流灸疗的方法与过程，最好是能让患者亲自观摩正在治疗的患者，让其相互交流，是最好的方法，如果当时没有患者，可观看我们自制的视频录像资料，这样患者对这样的治疗方法有一个充分的了解与认识。与此同时，我们还要具体地讲解这个患者的治疗方法与时间，为什么要治疗这么长时间，因为灸疗的起效时间快慢与患者所患疾病密切相关，特别是一些慢性重症患者，如关节炎、肾炎、尿毒症或癌症患者，其疾病本质就是缓慢渐进的过程，而灸疗更是一个缓慢调节全身与治疗的过程。所以，帮助患者树立信心是非常关键的，只有信心与坚持，才能取得灸疗的最佳效果。

（二）医患签订协议书

当患者确定要采用化脓灸的直接灸法或是重灸法之后，要与患者签订同意采用灸疗协议书，并让患者观看协议书的有关内容，主要是当时的疼痛、灸后的化脓、疮面的持久时间及重灸时的麻醉，以及在皮肤上留下了永久性瘢痕等情况，患者看清楚之后，并在协议书上签名，同时办理交费手续等各项事宜，才能开始进行灸疗程序。

（三）灸疗时医患交流

在进行灸疗的过程中，由于疼痛及全身性不适的出现，此时与患者的交流更为重要，因为这是能否坚持治疗下去的关键。

一个人得病之后就是一种痛苦，这种痛苦是不会轻易除掉的。就如一个人若要干一番大事业，若不能经受这种痛苦的磨炼，其豪言壮语就是一句空话，就什么也干不成，因为"天下没有免费的午餐"。我们发现，不少患者觉得灸的时间过长，这种方法太痛苦了。这时我们要充分提醒患者，服用四逆汤和灸法，都是最热的方法，用最热的方法治疗都需要这么长的时间，就可以知道患者的寒邪有多么深重！因为寒证必须用最热的方法治疗，其他方法都是错误的。人得病之后，不是很容易就会好的。同时，我们还要让患者知道自己的病情严重，而不要见怪于灸疗或是服药多和时间长。因为只有时间，才能证明其疗效，俗话说"路遥知马力"，就是个意思，灸疗的疗效是一个循序渐进的过程，非朝夕见功、吹糠见米的方法。

对体质虚弱而怕疼的患者，有人建议先局麻再施灸，但我们研究认为，有的病人效果很差，这是因为"气随意走"，疼痛可以使患者的意念集中在所灸的穴位上，人的气血也就会贯注到穴中。而且，"世上没有受不了的罪"，疼痛都是可以忍受的，凡是不能忍受疼痛的，就是不知道"无常"将至的人，也就不必为此人施灸。否则，半途而废时，患者反会诬陷医生"野蛮"或"恶治"。话说回来，患者所患的重病都是由于本人的生活不良习惯造成的，老天爷也不可能让他舒舒服服地治愈，必须给患者留下一个深刻的教训，使之不敢再犯。总之，艾灸的疼痛完全是可以忍受的。

我们在对患者施以重灸时，由于疼痛比较剧烈，我们一般是采用局部麻醉的方法，一般需要10~20天，每天4~5小时，甚至8~10小时，只有反复注射麻醉药物或服用止痛片，才能缓解其疼痛，这样才能坚持把灸疗过程进行结束。王正龙先生认为，重灸时最好不要采用麻醉的方法，以免伤及病人的元气，我们认为局部麻醉的方法，能提高临床疗效而不会降低疗效的。我们也采用局部涂抹皮肤麻醉膏的方法，可以明显减轻疼痛，也不影响经络气机的传导，是比较好的方法。

我们在施灸的时候，王正龙先生认为，对患者的语言应该或尖酸刻薄，或玩笑幽默，或鼓励比喻，或置之不理，绝对不能对患者说任何怜悯的话。若有丝毫怜悯，患者就会立刻打退堂鼓。一般来说，患者的直系家属是不愿为患者施灸的。医生也不能用商量的口气，对于"非灸不愈"的疾病，医生说话必须非常绝对，千万不能说泄气之类的话。

要知道，我们医生的"狠毒"，是针对患者体内的"恶鬼冤魂"，而不是针对患者本人，患者的痛苦就是身体内部"恶鬼"的哀号，通窜的力量就是对地狱"冤魂"的昭雪。我们医生如果对于"恶鬼"若有丝毫怜悯，就等于给了"恶鬼"东山再起的机会，就等于使"冤魂"继续蒙受苦难。对患者施以重灸，就相当于地藏菩萨在超度地狱里的众生（患者）。

九、灸疗后调养调护

灸法治疗只是扶阳气、祛寒邪、通经脉、行气血，却不能补充元气。这是因为人体之元气的恢复，是在灸疗作用的启动之后，在人体后天脾胃之本功能强健的基础上，才能充分发挥灸疗的独特疗效与作用。

所以，当我们施以灸法以后，患者必须增加饮食与营养，并配合积极锻炼的方法才能恢复精气。假如单纯想依靠灸疗来扶助阳气的话，就会欲速则不达，倘若只依赖药物的滋补，只会适得其反。如《灵枢·经脉》说："陷下则灸之……灸则强食生肉，缓带披发，大杖重履而步。"意思是说：治疗脉虚下陷的病症则必须用灸法。施灸以后：①必须努力（强迫自己）增加饮食才能生长精气；②要使自己心情放松，处于一种身心松懈的状态；③在稍微超过自己体力极限的情况下进行适当锻炼，才能有效地恢复精气神，治愈多种疑难疾病。所以说：增加饮食，心情放松，适当锻炼，三驾马车同时拉的时候，才能达到最大的治疗效果。否则，这种疑难杂症是很难完全治愈的。

脏腑功能的恢复，必须建立在十二经脉完全通畅运行的基础上，而经脉的循行和连接主要分布在四肢。其中，精气必须靠饮食进行补充，生机必须在经脉通畅的条件下才能恢复和旺盛，有效的药物及体育锻炼能使经脉运行通畅，经脉正常运行，才能使脏腑功能恢复并能够消化饮食，饮食被完全消化才能补充精气。而体育锻炼最主要的目的就是为了运化并积蓄更多的精气。因为人的精气积累的多少与平时的运动量是密切相关的。

王正龙先生认为，在身体病浅或无病的情况下，平时运动量越大，积累的精气也就越多；平时运动量越小，积累的精气就越少，而且还会将所积累的精气化成湿邪寒邪，反而会继续耗散精气。所以，通过逐步增加运动量，才能逐步增加自身的精气，精气强盛，才能基本或完全消除原来由于精气虚弱所造成的疾病。而且，每次锻炼都必须略微超过自己的体力极限，因为极限实际就是元气的支撑体力的极限。假如每次的运动量都在不断增加，元气的积累量也就会相应随之增加，到时候，因虚弱所患的疾病才会治愈。开始锻炼后，都会使运动的肌肉疼痛，而后肌肉开始发胀，而后变得粗壮，精力也会变得充沛，这就是精气增多的明证。

由于灸法所发出的无形的热量不能补充有形的真阳元气，故而对于精亏血少的疾病也就不可能马上治愈，尤其对于非常严重的湿邪所造成的虚劳疾病的治疗，就不能急于求成。同时，王正龙先生认为，灸后调养要从以下三个方面着手。

（一）心理调护调养

最好的心情是平静，心静哪怕是很短的时间，都会产生很好的调整。静是一切功力之本，无论做什么事，当你静不下来时，就不会有成果。静可以给我们无比巨大的力量，令我们身心合一，它连通了自然之力，这种力量无坚不摧，无疾不除，它不损耗我们身体的力量，还发掘我们固有的源源不断的潜能。我们常常看见些百岁老人，他们既不练功，也不信神、信教，身体却非常硬朗，因为他们达到了平静的状态。重灸之后，患者应放弃短期目标，努力做到"忘掉疾病，忘掉烦恼，忘掉环境，忘掉自我"，按照无欲无求的要求去做，这样心态就平静了。

（二）睡眠起居调养

重灸对机体来说是一个很大的刺激，消耗大量元气去疏通全身经络。因此，就必须减少一切无谓的能量损失，并且要加强休养生息。第一，灸后禁绝性生活半年到1年；第二，尽量放下一切劳作经营；第三，每天上网、打游戏、看电视等娱乐的时间不得超过1小时；第四，每天睡眠时间应在10～12小时之间，因为充足高质量的睡眠是恢复生命活力的最佳途径。

（三）饮食调养护理

灸后禁服一切生冷不易消化的食物。做完灸疗后，多数病人会胃口大开，这时，病人及家属都希望多吃一些饭，多吃些高营养的动物蛋白，这是人之常情。但这正是要注意的问题，灸后不要盲目大剂猛吃高营养品。尤其是肿瘤病人或有肿瘤倾向的各种慢性炎症的病人，一定要坚持清淡而富有营养食物，每餐以六七成饱为度，也可以少吃多餐。病愈后也要以清淡而富有营养的素食为主，必须要有节制，以防复发。

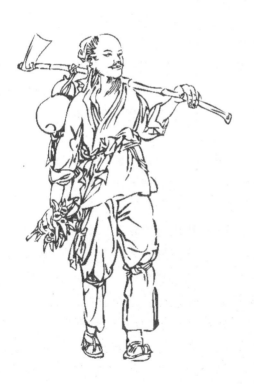

中篇　操作篇
ZHONGPIAN CAOZUOPIAN

化脓灸操作方法虽然简单，但由于疗效与操作方法及灸后调护关系密切，因此，施术者对这一技术操作和有关问题，必须善于掌握和应用，才能适合病情的需要。现将我们多年临床上积累的操作经验总结如下。

一、施灸的材料与制法

（一）施灸的材料

化脓灸所使用材料是金色艾绒，也称为金丝艾绒。艾绒是由艾叶制成的，并且古今均是以艾叶为主，故将艾叶作为灸疗的代名词。如《孟子·离娄》有"七年之病，求三年之艾"一说。这里所说的"艾"就是指灸疗。

艾为菊科多年生草本植物，自然生长于山野之中，我国各地均有生长，以蕲州产者为佳，故又称蕲艾。艾性味苦、辛，温，制艾绒用的是艾叶部分。在农历的四五月间，当叶盛花未开时是采收时机，采后晒干或阴干备用。艾叶中纤维质较多，水分较少，同时还有许多可燃的有机物，是理想的艾灸原料。一般是5月中旬采集艾叶并充分晒干后，再制作艾绒备用。

艾绒的制作方法。原始的方法，是将采收好的艾叶晒干并清洁除去杂质，置于石臼或其他器械中，反复捣臼压碎，使之细碎如棉絮状，筛去灰尘、粗梗及杂物，留下的柔软纯艾纤维焙干，就是艾绒。一般制艾绒的企业工厂，有专业制艾绒机，其机械原理与原始制法相同，只是应用机制代替人工制艾绒的过程。

成品艾绒。制好的艾绒呈淡黄色，艾绒质量好，无杂质，干燥，存放日久的效力大，疗效好，反之则差。劣质艾绒，燃烧时火力暴，易使病人感觉灼痛，难以忍受，且因杂质较多，燃烧时常有爆裂的流弊，新产的艾绒内含挥发油较多，灸时火力过猛，故以陈艾为宜。这就是为什么艾绒使用陈旧的好，因其火力均匀，而且力量强大集中。经常使的艾绒，一定要注意防潮保管，因艾叶易受潮，须保存在干燥之处，防止霉变，梅雨季节更应注意。我们常应用小型容易开启的有机塑料盒子盛装，既防潮又易于取用，甚为方便。

（二）艾炷的制法

麦粒灸艾炷制作。麦粒灸所用的艾绒，用拇指与食指直接干捻而成，做好后直接放在所要灸的穴位就行了。一般以麦粒大小为基本标准，也可以大点或小点，以病人能够忍耐灸时疼痛，或者能够取得疗效为标准（图7）。

重灸艾炷制作。做艾炷最好用金艾绒，艾的做法有两种：一种是干捻法，干捻法就是取一团金艾绒，用食指、拇指相对用力捻压成正三角形；另一种是湿捻法，是需要事前做好艾炷以备用的，其方法是：先在金艾绒上喷些水雾，拌匀，施水量是以手抓不滴水为度，之后手法与干捻一样，制成的艾炷要晒干备用。湿捻法制成的艾炷比较结实，燃烧时间较长。干捻法制成的艾炷相对比较松散，燃烧时间较短。如图8所示。

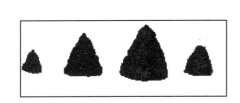

图7　艾炷图

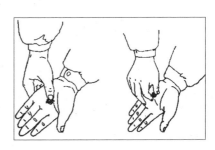

图8　捻制艾绒

艾炷的型号大小。大号艾炷，是边长1.2厘米的正三角形；中号艾炷，是边长0.9厘米的正三角形；小号艾炷，是边长0.6厘米的正三角形。大号、中号艾炷用湿捻法制备，中号艾炷到小号艾炷的过渡类型都是以干捻法为主。大号艾炷可以看成像大火，中号艾炷像中火，小号艾炷似麦粒大的艾炷像小火。如图9所示。

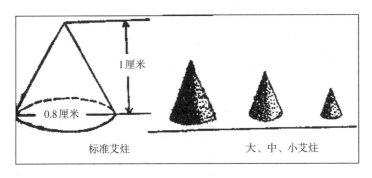

1厘米

0.8厘米

标准艾炷

大、中、小艾炷

图9　艾炷的型号标准示意图

二、施灸的季节和顺序

（一）施灸的季节

古今多有不同的认识，如《针灸资生经》提出："灸后贴膏药，春用柳絮，夏用竹膜，秋用新棉，冬用兔腹下白细毛或猫腹毛。"由此说明，灸法一年四季均可施灸。根据文献记载和我们的多年临床实践证明，一年四季均可应用瘢痕灸，疗效没有明显的差异。但夏季天热，血脉流畅，病人多裸胸臂或穿单衣，施灸较为方便，故对慢性病，夏季施灸为宜。现代认为冬病夏治的理论，实际是夏季操作起来比较方便，灸后易于调理及作用发挥显著。

（二）化脓灸的顺序

关于施灸的顺序，《千金方》指出："凡灸当先阳后阴……先上后下，皆以日正午以后，乃可下火灸之，时谓阴气未至，灸无不著，午前平旦谷气虚，令人癫眩不可针灸也，慎之。其大法如此。卒急着不可用此例。"指出的是，灸时要注意穴位选择与施灸的顺序也是比较重要的。张景岳在《类经图翼》中认为，灸疗的顺序先后，对疾病的影响是非常显著的，因此书中认为"凡灸法，须先发于上，后发于下；先发于阳，后发于阴"。

我们在临床中的操作方法是，一般先灸上部、背部，后灸下部、腹部；先灸头身，后灸四肢。但在特殊情况下，可灵活运用，不可拘泥。

另外，古人有"阴雪雷雨天禁灸"之说，可能是阴雪雷雨天施灸，灸火易熄灭及燃烧慢而施灸不方便，故对慢性病尽量不在阴雪雷雨天施灸。急性病症例外。

三、施灸的体位与灸前准备

（一）施灸的体位

施灸时患者的体位，应以达到取穴正确，体位舒适，操作便利为好。《千金方》提出："凡点灸法皆须平直，四肢无须倾倒，灸时孔穴不正，无济于事，徒破好肉耳。"陆大鸣《化脓灸经验介绍》中说："施灸时取穴要有端正的体位。"结合古今临床医师经验，瘢痕灸所采取的体位，大致与一般针灸体位相同，但必须做到施灸处平展，才能使艾炷放稳。

常用体位。坐点坐灸，卧点卧灸。并防止体位改变使穴位偏移，一则灸穴不准，影响疗效。二则由于采取姿势不当，患者易疲劳，致体位移动，使艾炷脱落，烧灼皮肤，或烧毁衣物。甚至发生晕灸（似晕针的症状）。同时术者也要采取适当的体位，以便操作。

我们临床常用的体位与方法是：

（1）坐位：患者采取坐位，两足蹬地，伏俯在桌上，以便支持较长时间的施灸。若灸背部的大椎、风门、肺俞、膏肓穴等，患者两足蹬地，两上肢屈肘放在膝盖上，使背部膂肌展开以备施灸。如图10。

（2）俯卧位：患者俯卧于床上，脐下也可以放一小枕头，以使腰部膂肌展开平坦，以备施灸肝俞、脾俞、命门、肾俞、腰眼等穴。如图11。

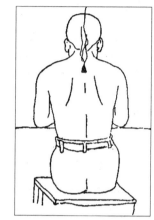

图10 坐位灸法

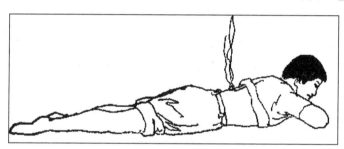

图11 俯卧位灸法

（3）仰卧位：患者仰卧于床上，上肢平放，下肢放直，或微屈，以备施灸胸部的膻中，腹部的中脘、气海、关元、天枢及下肢的足三里等。如图12。

（4）侧卧位：非灸侧身体在下，侧卧于床上，上肢放在胸前，下肢伸直，以

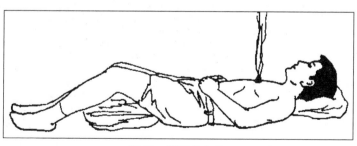

图12 仰卧位灸法

备施灸上肢的天井，下肢的足三里、绝骨等穴。如图13。

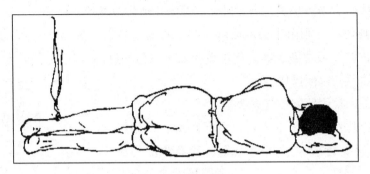

图13　侧卧位灸法

（二）灸前的准备

1. 医患的心理准备

医生在进行灸疗前，要仔细地对患者进行望、闻、问、切四诊，作出正确的辨病与辨证诊断，为灸疗选穴提供依据。医者应以人为本，医乃仁术，医大卜人之疾苦是为天职，勿贪婪财物而败德。其次是做好病人的思想工作，灸法虽无多大痛苦，但用火在人肉体上点燃，不免有恐惧心理，耐心讲清道理，让人相信灸法，乐于接受灸法，患者配合好，才能收到满意的效果。同时签订灸疗协议，方能施行灸疗。如右施灸同意书。

2. 灸室要采取适当保暖设施

特别是冬天时，室内温度一定要在20℃以上，才能暴露

施 灸 同 意 书

姓名：_____　性别：_____　年龄：_____　婚况：_____

住址：_____　电话：_____

编号：_____　所在单位：_____

病历摘要：_____

_____

辨病辨证依据：_____

西医诊断依据：_____

诊断：中医诊断_____　四医诊断_____

施灸方法_____　施灸穴位_____

患者因患_____，要求采用传统灸术（悬灸、灼灸、隔物灸）治疗。施灸过程中如有落痂灼伤皮肤，或直接灼伤皮肤，有发红、发炎、起疱、化脓等现象，此属正常反应，患者一定不能免自行处理，必须立刻告知施灸医生并必须由施灸医生亲自处理或病自愈知是处理方法后再进行处理，是否继续施灸必须由施灸医生决定，患者必须随时保持灼伤处皮肤清洁干燥，伴灸数天后，皮肤也可会自然愈合、结痂、脱痂，但皮肤灼伤处多有色素沉着，或留有瘢痕、印迹，对功能和健康无任何损害。如从病愈出发，患者本人自愿接受此种灸术治疗，请患者本人签字。

接受施灸患者本人签字：_____
或监护者签字：_____
与被受施灸患者关系：_____
施灸医生签字：_____

20　年　月　日

118

穴位，利于取穴与灸疗。不然天冷不仅影响疗效，同时病人易感冒而影响治疗效果。

3. 灸前应备物品

如酒精、碘伏、纱布、剪刀、线香、火机、艾炷、注射器、针头、淡水膏等，这些物品应放在随手可拿到的地方，易于应用时取放。

4. 患者准备

按医嘱，患者采取适当体位，将衣物解开，充分暴露施灸部位。

四、化脓灸操作过程

（一）传统化脓灸

（1）点穴：施灸之前先要点定穴位，患者体位要保持平直，处于一种舒适而又能持久的位置。暴露灸穴，取准穴点，并用龙胆紫药水（或穴用水笔）做一记号，嘱咐患者不可随意改变体位。如图14。

（2）穴位麻醉：如患者畏惧疼痛，可做局部麻醉后再施灸。如图15。

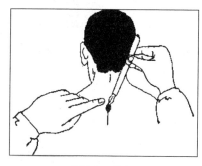 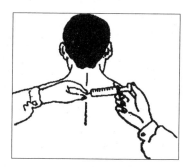

图14 点穴 图15 麻醉

（3）置炷：将艾炷置于选定的穴位上，放置平稳，防止燃烧时掉下。如图16。

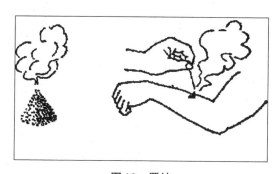

图16 置炷

（4）燃艾：用火燃着艾炷后，医者应守护在身旁。艾炷燃尽，一炷一炷地换，直至达到灸量。如图17。

艾灸期间，如果疼痛比较明显，可用双手轻轻拍打或抓挠周围皮肤，以减轻疼痛。如图18。

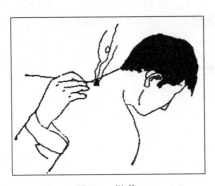

图17　燃艾

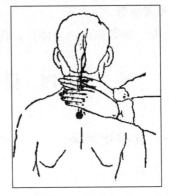

图18　辅助止痛

每炷灸完后，可把其艾炷炭灰用手或镊子夹掉。如图19。

（5）封护：完成所灸的壮数后，在灸穴上用淡水膏敷贴封口。化脓后，每2日换淡水膏一次，约50天化脓伤口愈合，留有瘢痕。操作如图20、图21。

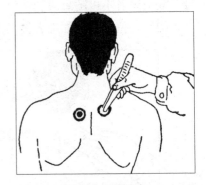

图19　夹去炭灰

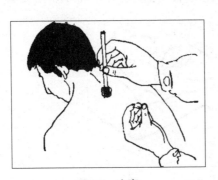

图20　涂膏

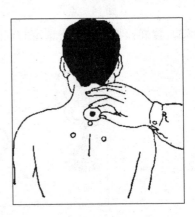

图21　封口

（二）改良化脓灸

（1）点穴：施灸之前先要点定穴位，患者体位要保持平直，处于一种舒适而又能持久的位置。暴露灸穴，取准穴点，并用龙胆紫药水做一记号，嘱咐患者不可随意改变体位。

（2）置炷：选小艾炷置于穴位上。

（3）燃艾：用点燃的线香从艾炷顶尖轻轻点着，待燃至患者感觉疼痛，医者用手轻轻拍打或抓挠穴区四周，分散患者的注意力，以减轻施灸时的疼痛。燃尽换第2炷。根据部位不同，施灸壮数不同，一般3～7壮。每日1次，有疱就在疱上灸，有黑痂就在痂上灸，连续施灸，不要求速效，徐徐灸之，日久见功。

（三）重化脓灸

（1）点穴：施灸之前先要点定穴位，患者体位要保持平直，处于一种舒适而又能持久的位置。暴露灸穴，取准穴点，并用龙胆紫药水（或水笔）做一记号，嘱咐患者不可随意改变体位。

（2）穴位麻醉：注射麻醉药物。

（3）置炷：选大艾炷置于穴位上。

（4）燃艾：用打火机从艾炷顶尖轻轻点着，一炷燃尽换另一炷，灸至一身热透，大汗如淋，上至泥丸，下至涌泉，骨髓内风寒暑湿，脏腑中五劳七伤，尽皆拔出，陈年痼疾少有不冰释者。重化脓灸有拔山之力，起死回生之效。

（5）处置：灸后每日换消毒医用纱布块，伤口大约100天愈合。

（四）隔物化脓灸

间隔灸，又称隔物灸。即在艾炷与皮肤之间隔垫上某种物品或药物而施灸的一种方法，广泛应用于临床各种病症，所隔物品有动物、植物和矿物，多数属于中药，药物又因病、因证而不同，既有单方，又有复方，故治疗时，既发挥了艾灸的作用，又有药物的功能，因而有特殊的效果。如隔姜灸、隔蒜灸、隔附子灸、隔盐灸等。若灸至皮肤潮红为度，效果较差，我们做隔物灸时，均灸至起疱，形成灸疱，即时疗效明显，远期疗效更十分理想。以隔姜灸为例，操作过程介绍如下。

（1）点穴：施灸之前先要点定穴位，患者体位要保持平直，处于一种舒适而又能持久的位置。暴露灸穴，取准穴点，并用龙胆紫药水（或水笔）做一记号，嘱咐患者不可随意改变体位。

（2）置艾：用鲜生姜切成直径2～3厘米、厚0.2～0.3厘米的薄片，中间以针穿刺数孔，上置艾炷放在取定穴位上，然后点燃施灸，当艾炷燃尽后，可易炷再灸，直至灸至局部皮肤潮红，而中心成白色为度，第2天起疱。

（3）处置：嘱咐患者第2天来处理伤口，消毒后一次性针头挑破水疱，无菌纱布覆盖。大约60天伤口愈合，留有瘢痕。我们应用该法临床治疗多例痹证患者，均1～2次治愈。

五、灸后注意事项

1. 晕灸的防治

晕灸者不多见，多因初次施灸或空腹、疲劳、恐惧、体弱、姿势不当，或者艾炷过大、刺激过重的关系。一经发现，要立即停灸，让病人平卧，一般无甚危险。在施灸中要不断留心观察，争取早发现，早处理。

2. 施灸后保养

施灸后要保持乐观、愉快的心情，精心调养，戒色欲，勿过劳，清淡素食等以助疗效。灸后调养口诀：灸后风寒须谨避，七情莫过慎起居，切忌生冷醇厚味，饮食素淡最适宜。

3. 施灸的不良反应

由于体质和症状不同，开始施灸可能引起发热，疲倦，口干，全身不适等反应，但一般不需要顾虑，继续施灸即能消失。

4. 灸后洗澡问题

正常洗澡，没有任何问题，只是搓澡的时候注意保护疮面就行。

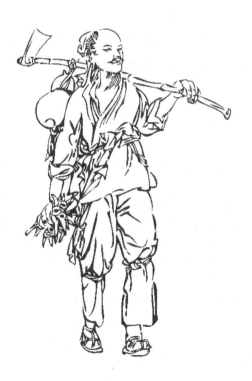

下篇　医案篇
XIAPIAN　YIANPIAN

（一）反复感冒

【病例摘要】王某，女，42岁，工人，于2007年1月17日初诊。

患者近2年以来经常感冒，近1个月加重，合并支气管炎，经常咳嗽，痰多。经用抗生素等输液治疗28天，疗效不佳。现症见：怕冷，背部发凉，多汗，鼻流清涕，腰背酸困，全身乏力，舌质淡，苔白脉细。诊断为虚寒感冒，合并支气管炎。治宜扶阳解表。灸法：用改良化脓灸法。穴取：大椎、肺俞、关元、足三里，麦粒大艾炷每穴7壮。灸治1次后，多汗，鼻流清涕，腰困乏，全身乏力等症状消失。1个月后，面色红润，精力充沛，食欲增加，痊愈，停止治疗，正常上班。随访3个月未复发。

【按语】

患者体质虚寒，滥用抗生素以致体质更加虚寒，经常感冒，机体免疫功能低下。大椎为六阳之会，总督一身之阳，能提高机体免疫力和抗病能力；肺俞具有调肺气，清虚热，宣肺，止咳化痰作用；关元补益肾气，鼓舞正气，可提高机体免疫功能；足三里健脾胃，疗虚热，强壮全身。诸穴合用，疗效增强，病遂痊愈。

（二）鼻炎并哮喘

【病例摘要】官某，男，48岁，2009年4月18日就诊。

患者有过敏性鼻炎20余年，由季节性变为常年性，近1年来，并发哮喘，发作时上气不接下气。每月住院1次，长期用西药控制病情，近期效果不好，自诉从一楼到四楼最少要1小时。现症见：不能平卧，满肺哮鸣音，平时怕风，畏寒乏力，舌质淡边有齿印，脉沉细，证属外寒内饮，肾阳虚，诊断：鼻炎并哮喘。治宜扶阳散寒。灸法：用化脓灸疗法。穴取：大椎、膏肓、肾俞、关元、足三里，每天1次，每穴黄豆大艾炷，11壮。施灸7天，患者感觉全身有劲，哮喘减轻，灸后20天形成结痂。3个月后正常上班，随访1年无复发。

【按语】

哮喘症，往往是身体先虚，外感寒邪为诱因而发作，形成所谓外寒内饮证。

《金匮要略》中说："病痰饮者，当以温药和之。"为我们制定了大法。大椎穴灸之可振奋阳气，膏肓穴为补虚固本的要穴，有古书云："膏肓一穴灸肺痨，百损诸虚无不良。"关元、肾俞穴，培补先天，温养后天，纳气平喘，足三里穴灸之扶正固元，后天之本健运，则百病皆除。20余年的顽疾，通过3个月的灸疗已痊愈，验证了灸法有"拔山之力，起死回生"之效。

（三）银屑病

【病例摘要】连某，女，54岁，2009年7月17日就诊。

患者有银屑病30年，遍用中西药物内服加外用，只能取效一时，甚为苦恼，稍受凉就感冒，现症见：头、四肢、前胸、后背均有红斑癣屑，呈点状出血，平时特别怕冷，无汗，乏力，大便干，3天1次，舌质淡，苔黄腻，脉沉细。诊为银屑病，证属寒湿蕴结，肌肤失养。治宜温阳驱寒，健脾祛湿。治法：用化脓灸疗法。穴取：大椎、命门、中脘、足三里。每天1次，每穴7~21壮，黄豆大，灸至1个月时，明显好转，灸到4个月痊愈。随访1年无复发，且全身有精神，平素无感冒，大便1天1次。

【按语】

银屑病分为血热、血瘀、血燥三型，易反复发作，难以治愈，特别是进展期用清热凉血之品，更导致脾肾虚弱，而形成恶性循环。大椎、命门扶阳气、益肾气，中脘、足三里健脾胃、补气血，诸穴合用，疗效倍增，收益快捷。

（四）糖尿病合并腰椎间盘突出症

【病例摘要】杨某，男，70岁，退休干部，2009年7月10日就诊。

患者糖尿病10余年，一直口服降糖药，血糖基本稳定，腰痛伴右腿放射痛1年多，因受凉加重3个月，不能行走，经中药、按摩、牵引治疗效果不佳，到某院住院，血糖值11毫摩尔/升，CT检查报告腰椎间盘突出，建议手术治疗。患者平时手脚不温，乏力，现症见：腰椎及腰骶部及右环跳、承山穴有压痛，直腿抬高试验阳性，脉细，舌淡苔白边有齿印。中医诊断消渴、痹证。证属肝肾亏虚。治宜滋补肝肾，方法用化脓灸疗法。穴取：大椎、命门、腰阳关、关元。每天1次，艾炷如麦粒大小，每穴7~9壮，治疗15天腰部及右腿疼痛明显减轻，1个月后正常生活。建议继续施灸，能治糖尿病。教会患者家属施灸方法，带药回家自灸，患者很配合。在家施灸1年，血糖正常，现降糖药已停，目前正在随访。

【按语】

糖尿病合并腰腿痛非常多见，特别是70岁以上的老人，肝肾亏虚，阴阳不足，易受风寒湿外邪，内外相结合，故疼痛加剧。在命门和腰阳关直接施灸能温通经络，解除局部组织水肿、痉挛，以达止痛、通络的目的，故疗效快而明显。大椎、关元一督一任，一阳一阴，配合使用，调节任、督二脉，温补阳气，扶正祛邪，故对糖尿病有很好的疗效。值得一提的是，教材中认为糖尿病患者禁用化脓灸疗法治疗，但该患者施灸1年以上，非常安全而且有效。希望本文能引起同道的注意，深入研究，弘扬灸法，造福人类。

（五）腰椎间盘突出症

【病例摘要】刘某，女，42岁，工人，2006年12月1日就诊。

患者腰痛、左腿痛2年余，时轻时重，抽筋样疼痛，曾在山东烟台做过2次腰椎微创手术，第1次2005年5月做完后好转，11月复发，痛苦难忍，经西药、中药、封闭、按摩、牵引等治疗不佳，CT检查：腰4、腰5、骶椎间盘突出。抗"O"阳性，腰阳关、环跳、承山等穴处有压痛，肌肤麻木，直腿抬高试验阳性，脉沉，舌淡苔白。诊断为腰骶椎间盘突出。治宜温通经脉，调理气血，治用化脓灸疗法。穴取：腰阳关、命门、大椎、关元。用黄豆大艾炷，每天1次，每穴7壮，患侧环跳、承山、阳陵泉、足三里、悬钟等穴用发疱灸，3~5天1次。经治疗7天后，腰部及下肢疼痛麻木症状减轻，15天后症状消失，1个月后已经正常上班，随访5个月未复发。

【按语】

腰椎间盘突出症，在命门、腰阳关、环跳、承山、悬钟等穴位上压痛点直接施灸，能温通经脉，调理局部经气，改善血液循环，解除局部软组织水肿、痉挛，以达到止痛的目的，故疗效快而明显。大椎、关元一阳一阴，一督一任，配合使用，能通过调节任、督二脉，温补阳气，消除或减轻神经根的水肿与局部无菌性炎症，从而提高了治愈率。

（六）颈椎病1

【病例摘要】齐某，女，41岁，工人，2007年2月9日初诊。

患者头痛、头晕、失眠、双侧手臂疼痛麻木2年，加重1月余。每天夜间痛苦不堪，有轻生的念头。CT示：颈椎生理曲度变直，颈3~颈6前缘增生，后缘肥大，钩突关节变尖。舌质淡苔白，脉沉细。诊断为颈椎病、骨质增生。证属寒湿痹阻。治宜温通经脉，治用灸法，颈5~颈6之间压痛点及大椎穴用化脓灸疗法，每天1次；颈3~颈4压痛点用发疱灸，每3~5天1次。灸至半月后上述症状大减，1个月后自诉，头不痛不晕，手不麻，睡觉香，心情舒畅，精力充沛，已正常上班。

【按语】

在颈椎局部压痛点直接施灸，能温经脉以促进局部软组织水肿的缓解，达到通络止痛的作用。大椎穴为六阳之会，长期温热刺激能促使血脉畅通、循环改善、机体免疫与抗病能力提高，促进了疾病的康复。

（七）颈椎病2

【病例摘要】高某，女，46岁，2006年11月17日初诊。

患者颈部酸楚、头痛、头晕、失眠、左手麻木2年余，头晕重时伴恶心、呕吐，平时左耳耳鸣，急躁易怒，痛苦面容，精神疲倦。察舌脉：舌质红、苔黄腻，脉沉涩。查体：左肩有一个条索状物，推之能活动，压痛明显。CT示：颈3~颈5后缘骨质增生、颈椎成反弓状。诊断为颈椎病，证属阳虚寒凝，治宜扶阳散寒，采用化脓灸疗法，穴取百会、大椎、颈4~颈5之间及左肩部条索状物之上4处。麦粒大艾炷，每天1次，每穴7壮。10天后头痛、头晕、失眠、多梦减轻，1个月后诸症消失而愈。

【按语】

百会穴是手、足三阳经与督脉交会穴，治头痛、眩晕、失眠、多梦等之要穴，敏感而见效速。大椎为六阳之会，能增强机体免疫功能和抗病能力，以及改善头部血液循环。压痛点上施灸非常重要，能使局部血脉通畅，循环改善，软组织水肿、痉挛得到缓解，故疗效显著。

（八）食管癌

【病例摘要】赵某，女，72岁，教师，2005年3月28日初诊。

患者于2004年11月在某处进食馒头时有哽噎感觉，未曾在意，此后日渐加重，感觉明显，以至只能吃流食，在2005年3月底，到医院做内窥镜检查后诊断为：食管中上段癌症。病变在门齿向下25厘米处向下5厘米，呈菜花样病变。因为是中晚期，病灶靠上，年龄大，体质瘦弱，不宜手术。又拒绝放疗、化疗，一直未用过抗癌药物。症状逐渐加重，愿意采用化脓灸疗法治疗，穴位选取前胸部、胸骨体上段之华盖、紫宫、玉堂等穴；背部相对应处身柱及下肢足三里进行化脓灸疗法，每穴9壮，每天2次，共灸治1个月，以后改为每天1次，治疗3个月后改为隔日灸1次。治疗期间，加强营养。因诊断结果一直对患者隐瞒，仅自以为病重，2005年"五一"期间赴京旅游，亦未中断施灸，结果亦未见不适，也不疲乏，旅程愉快。灸至2006年6月共15个月，未有间断，现饮食正常，能做家务劳动，精力充沛，一如常人。目前未做内窥镜检查，病灶变化不明，仍在继续治疗中。

【按语】

食管癌病期一般为8个月至1年。本患者自确诊以后已历15个月，不但病情不再发展，反而恢复接近正常，此乃灸法之功。日本学者提出在病灶前后对应处找穴施灸，有良效。灸足三里穴能增强细胞免疫和体液免疫，补正气，强壮全身，起到延长寿命，提高生存质量的作用。

（九）乙型肝炎

【病例摘要】 孙某，男，26岁，工人，2000年6月18日初诊。

患者1991年因乏力，反复感冒，去医院检查，发现患乙肝，肝功能异常，曾在多家医院治疗，花费巨资而疗效欠佳。现症见：面色发青、灰暗、无光泽，虹膜发黄，头发干燥，疲乏，口干，口苦，脱发，急躁易怒，易感冒，腰痛，梦多，记忆力减退，小便黄，饮食欠佳。查体：肝区、肝俞、期门穴均有压痛。脉弦，舌胖大质红有齿痕。化验：麝香草酚浊度12单位，谷丙转氨酶200单位，总胆红素38毫摩尔/升；乙肝五项表面抗原阳性、e抗原阳性、核心抗体阳性。诊断为慢性活动性乙型肝炎。证属寒湿蕴结，治宜温肝健脾，治用化脓灸疗法。穴取：双侧肝俞、脾俞，每天1次，每穴7壮，教会患者家属施灸法后嘱回家自灸。并适当休息，绝对戒酒，多食蔬菜，少食肉，要经常联系，不能间断治疗。

复诊（8月6日）：来复诊时，带来肝功能化验单，各项指标均有所下降，虹膜发黄减轻，主要症状有所改善，近时未再感冒，精神、吃饭、睡眠均可，对治病增强了信心。11月17日复诊时讲：在此期间只感冒过1次，但比原来恢复较快。现在精力充沛，每天上午8点上班至晚9点下班，没有不舒服、疲乏的感觉，面色红润，头发有光泽，口干、口苦消失，肝区柔软，叩痛、压痛均无，脉象平稳有力。肝功能：麝香草酚浊度7单位，谷丙转氨酶79单位，总胆红素25.8毫摩尔/升；乙肝五项仍是大三阳。2001年2月23日来诊断时，精神气色均同正常人，没有任何自觉症状，肝功能正常。化验乙肝五项：表面抗原阳性，核心抗体阳性。为巩固疗效，灸法每周2次，还要注意休养，不可过量劳动，不可饮酒。

【按语】

病程长达10年之久，用过多种方法无效，患者几近失望，我们改用灸法，穴取肝俞，与肝脏经气有直接输注关系；"见肝之病，当先实脾"（《金匮要略》），故又取有调理脾气、健脾功效之脾俞。二穴相辅相成，提高和调节免疫功能，是获效的主要原因。治疗同时，患者要注意休养，戒酒、勿过劳累等亦为必要条件。

（十）腰痛

【病例摘要】郭某，男，48岁，出租车驾驶员，于2009年12月就诊。

患者10年前曾行腰椎手术，近月来因气温下降，腰痛加重，现症见：面黄，乏力，少气，自述腰痛酸软，喜按喜揉，腰膝无力，手足不温，食欲缺乏，经常胃痛。脉沉迟，舌淡苔白。诊断为脾肾阳虚，肾虚腰痛，治宜温补脾肾，治用化脓灸疗法。穴取：肾俞、足三里、关元。黄豆大艾炷每天治疗1次，每穴7壮。治疗10天后，患者明显感觉腰膝酸软好转，一身有力，坚持施灸1个月后，一切正常。患者近2年介绍患者接受化脓灸疗法治疗多达几十人。现已成为灸法的宣传者。

【按语】

《素问·脉要精微论》曰："腰者，肾之府，摇转不能，肾将惫矣。"其明显指出肾虚腰痛的特点。本例患者由于久病体虚，虚损及阳，命门火衰，故在临床上出现一派肾阳虚的病理表现。取穴肾俞、关元、足三里诸穴共用，乃阴中求阳，生化无穷之意。且先天后天脾肾同治，共用温补灸法，扶阳助通，益肾健脾，故而临床效果显著。

（十一）崩漏

【病例摘要】李某，女，28岁，教师，2007年6月18日初诊。

患者近3年来月经紊乱，行经量多如崩，淋漓不尽，妇科检查及B超均未见异常。6月1日经血来潮，至今淋漓不尽，近日血量反增，今晨由家人搀扶来门诊，现症见：面色黄白，心悸气短，语音低微，形寒肢冷，舌淡苔白边有齿印，脉微沉。诊断为：崩漏，证属脾肾阳虚，冲任不固。治宜温阳固本止崩，治用化脓灸疗法。选穴用：中脘、关元、命门、隐白，麦粒大艾炷每穴7壮，第3天时，崩势减轻，稍有精神，怕冷好转，继续施灸，至14天，经血已止，教会家人施灸，坚持施灸达3个月后复诊，月经周期、经量正常。

【按语】

《血证论》曰："阳不摄阴，阴血因走而溢。"本例患者命门火衰，脾肾失煦，冲任虚寒，更使胞宫大开，固摄无力，血崩不止，温阳化气是截断恶性循环的关键。取穴隐白，温阳救逆，调和气血，止血；关元穴补益元气，扶阳固脱；命门穴培元补肾，固经血。诸穴共用，使阳回气冲，冲任得固，崩漏自止。

（十二）原发性痛经

【病例摘要】吴某，女，23岁，2010年3月20日初诊。

患者15岁初潮即腰痛，曾服中药疼痛减轻，近1年加重，月经规律，经量少，有血块伴腰酸痛，来诊时，正值经期第2天，脉弦，舌质红，苔薄黄。证属气滞血瘀。治宜行气活血，治用化脓灸疗法。取穴：次髎（双）、三阴交、太冲、隐白，麦粒大小艾炷，每天1次，每穴5壮，于月经来潮前7天施灸，至月经干净为止。连续3个月均在月经周期施灸，诸症消失，随访1年未复发。

【按语】

原发性痛经多由肝失条达，气滞血瘀，寒凝胞中所致，治用取穴太冲为足厥阴经原穴，疏肝解郁，调理气机。三阴交为足三阴经的交会穴，可健脾利湿，补益肝肾；隐白穴补气血；次髎穴为治痛的经验穴，诸穴合用，达到温经散寒，通络止痛，行气活血的功效，血脉通畅而"通而不痛"。

（十三）反复尿路感染

【病例摘要】王某，女，43岁，2007年3月6日初诊。

患者5天前曾尿频、尿痛、发热、腰痛，当时诊断为肾盂肾炎，用抗生素治疗后症状缓解，但每年复发数次，今年2月因单位打扫卫生受累又复发。现症见：腰痛，畏寒乏力，尿道烧灼感，尿频，小腹憋胀，面色黄，舌质淡红，脉沉无力。尿常规检查：白细胞（+）。证属肾元不足，治宜益火之源，以消阴霾。治用化脓灸疗法。取穴：肾俞（双）、关元，灸后35天复诊，灸疮已敛，无腰痛、尿频，小腹无憋胀，全身有劲，面色红润。随访3年未复发。

【按语】

反复尿路感染多因正气不足，特别肾元亏虚，是反复发作尿路感染的重要内因，治用肾俞穴、关元穴施灸，强壮元阳，提高了自身的免疫力，从而抵抗细菌的侵犯。正气足，而邪自然不能入侵，病得以治愈。

（十四）子宫内膜异位症

【病例摘要】丁某，女，30岁，未婚，2010年3月8日就诊。

患者月经来潮17年，经前至经期小腹胀痛8年，月经初潮13岁，经期后延，每逢经来时腹痛剧烈，伴下腹坠胀，冰冷，经血量少，色暗，有血块，不能坚持上班，口服索密痛片无明显缓解。现症见：颜面色苍白，痛苦面容，经来第2天量少，色暗，有瘀块，舌淡、苔薄白，脉沉紧，自述特别怕冷，B超检查示：子宫内膜异位症。证属寒凝血瘀。治宜温经散寒，活血化瘀。治用间接化脓灸疗法。取穴：气海、三阴交、命门，治用隔附子灸。灸至穴位表面泛白为止，第2天有水疱。直至伤口愈合，大约50天。经此法治疗2次，月经正常，诸症皆除，随访1年无复发。

【按语】

隔物化脓灸疗法是由古代化脓灸疗法和间隔灸演变而来，既能达到化脓，又减轻了患者的痛苦，由于隔物，使热度逐渐增加，患者对热感的耐受能力随之增加，从而减轻了直接灸的烧灼痛苦。我们用该法治疗的各种疼痛患者很多，均收到满意疗效。

（十五）席汉氏综合征

【病例摘要】刘某，女，32岁，2009年11月6日初诊。

自诉3年前生产时大出血休克（胎盘残留可能），抢救治疗，出院后自觉心慌气短，失眠多梦，经量少，逐渐闭经，毛发脱落，四处求医治疗效果不佳。现症见：望其形，瘦如柴，肤色黄，舌质淡、苔少，脉沉迟。证属阴阳气血两虚。治宜补脾肾，益气血。治用化脓灸疗法。取穴：中脘、关元、肾俞、足三里，用小艾炷麦粒大，每穴灸5~9壮，每天1次，坚持治疗达1个月，自觉症状减轻，舌红，脉正常，来潮经量少，继续施灸1年左右，随访，已上班，月经正常。

【按语】

席汉氏综合征多因生产时失血过多，导致冲、任二脉亏虚以致闭经，血亏不能化经，肾精衰则血枯精少，诸症丛生。灸法选中脘、关元、肾俞施灸，补肾中之真阴真阳，阴阳充足，精血化生，则诸症愈。由于病重非一时能取得功效的，而坚持治疗是灸法能否取得效果之关键。

（十六）周围血管动脉硬化闭塞症

【病例摘要】宛某，男，52岁，2011年3月8日就诊。

患者自诉冬天特别怕冷，双下肢水肿，走路疼痛1年，某省立医院彩色多普勒超声诊断为：双下肢动脉轻度硬化和左侧股总静脉瓣功能不全。现症见：双下肢凹陷型水肿，舌质淡、苔白滑，脉沉细。证属脾肾阳虚。治宜健脾补肾，温经散寒。采用化脓灸疗法。取穴：中脘、关元、肾俞、足三里、命门，用麦粒灸每穴7壮，第2天疼痛明显减轻，灸至20天，双下肢水肿消失，患者自感不怕冷，全身有劲。施灸共60天左右，电话随访：痊愈。后又介绍其妻治疗头痛。

【按语】

周围血管动脉硬化闭塞症是中老年人常见的慢性缺血性疾病，其中5%左右的患者因缺血性坏死被迫截肢。中医称此为"脉痹"，因其为瘀血阻塞，经脉失养为基本病理，但肝、脾、肾亏虚，气血失于温煦，推动无力，导致聚而成瘀。治宜扶阳益肾，温通化瘀，如膈俞、肾俞、命门、足三里诸穴，均有温经散寒通络之功效，加之火热之力，因此疗效显著。

（十七）慢性肾小球肾病

【病例摘要】陈某，女，43岁，2010年10月初诊。

患者有慢性肾小球肾炎病史半年余，长期靠激素等药维持。现症见：面色灰滞无华，全身水肿，腰以下明显，按之凹陷不起，心悸气短，腰腿冷痛酸重，舌质淡、胖大、苔白，脉沉，大便每天3~4次，化验：尿蛋白（++），颗粒管形细胞（++），红细胞（+）。证属肾阳衰败，中医诊为阴水证。治宜温补肾阳，利水消肿。治用化脓灸疗法。取穴：肾俞、命门、水分、足三里，每穴黄豆大艾炷7~9壮，坚持6个月，病告痊愈。

【按语】

慢性肾炎以阴水肿为表现，其病机根本在肾阳亏虚。治选命门穴，能培元补肾，肾俞穴益水壮火，两者有温阳化气、利水渗湿之功效；治水唯脾土，选水分穴，有健脾土、利水湿、消水肿之功效；同时选足三里穴，健脾胃，补气血，利水消肿。诸穴合用，肾阳得复，阴霾自散，病岂不除。

（十八）萎缩性胃炎

【病例摘要】王某，男，43岁，2008年12月初诊。

患者胃脘不适1年余，近3个月消瘦，经胃镜检查为：萎缩性胃炎。现症见：胃脘胀痛，纳呆，嗳气，神疲乏力，舌淡、苔白滑，脉细弱。证属脾虚不运，气滞湿阻。治宜健脾和胃。治用化脓灸疗法。选穴：中脘、章门、脾俞、足三里，每天1次，每穴7~9壮，10天左右，患者腹痛除，食欲增。坚持施灸3个月，症状完全消失，胃镜检查未见异常。

【按语】

萎缩性胃炎病位在胃，选取中脘是任脉经穴，胃的募穴，腑之会穴，升气机，和胃气，化湿滞，理中焦。胃俞是胃气传输、输注的处所，又是治胃病的要穴，能调中和胃，补虚扶中，化湿消滞。脾俞是脾气传输、输注的处所，本穴可补脾阳，助运化，除水湿。脾为阴土，胃为阳土，胃主纳谷，脾为运化，脾气宜升，胃气宜降。脾俞与胃俞两穴合用，一阴一阳，一里一表，一纳一运，一升一降，相互促进，升降协和，纳运如常，胃和脾健。足三里善补气血，为强壮要穴，诸穴合用，乃治本之法，因而取效甚佳。

（十九）哮喘

【病例摘要】张某，女，46岁，2009年7月8日就诊。

患者哮喘发作1年。现症见：咳嗽吐白色痰，恶寒，体倦，舌质淡、苔白，脉细。证属寒哮肺肾阳虚。治宜温利三焦。治用间接化脓灸疗法，取穴：肺俞、膻中，采用隔姜化脓灸疗法，伤口愈合时间达70天，2次治疗病愈。

【按语】

哮喘多是肺主气功能障碍，取穴以本经为主，调理气机为主要目的。肺俞与膻中相配，是背俞与八会穴相配，膻中是八会穴中气会穴，《医学入门》载："膻中主哮喘。"《针灸甲乙经》载："喘逆上气，睡咳短气不得息，口不能言，膻中主之。"经坚持不懈灸疗，临床疗效显著。此类患者最多，疗效最好，经20余年治疗这类患者达万人以上，均取得良好效果。

（二十）小儿哮喘

【病例摘要】刘某，男，12岁，2009年5月17日就诊。

患儿哮喘2年余，经治未效。现症见：患儿常因天气变化而发病，怕冷，食欲缺乏，面黄肌瘦，易患感冒，舌质淡、苔白，脉细，听诊，双肺有哮鸣音。证属阳虚痰湿，阻隔气道。治宜通阳化痰。取穴：大椎穴、身柱穴、中脘穴、膏肓穴。因小儿不合作，采用传统化脓灸疗法，局麻灸透贴拔毒膏，每2天换膏药1

次，至20天时，自觉有精神，胃口好，伤口45天愈合，随访1年未复发。

【按语】

小儿哮喘多与先天肾阳不足有关系。大椎穴，督脉之腧穴，宣通一身之阳气。中脘穴，有调胃和中，补虚益气，纳谷化湿之功。膏肓穴为四大补穴之一，《玉龙赋》曰："膏肓补虚劳。"膏肓位于太阳经上，"太阳为一身之藩篱"，为全身阳气最盛、最能抵御外邪的部位，因此在此穴上施灸，定会达到强壮、补益的效果。诸穴合用，竟出奇效。我们感悟，艾灸扶阳，多灸重灸，是诸多疑难杂病取得良效的重要手段之一。

（二十一）高血压合并慢性肾衰竭

【病例摘要】练某，女，47岁，2010年7月3日就诊。

患者2010年6月16日因周身乏力，食欲缺乏伴胸闷气短4个月，加重1周入住新疆中医医院。西医诊断：高血压Ⅲ级，慢性心功能不全，心功能Ⅲ级，慢性肾衰竭（尿毒症）期。肌酐751微摩尔/升，尿素氮34.8毫摩尔/升，尿酸1011.2毫摩尔/升。医院要求透析治疗，患者不愿意，至7月2日出院，次日来就诊。现症见：无神，气短，食欲缺乏，严重贫血貌，腰胀酸软，双下肢水肿，血压160/100毫米汞柱，舌质淡、苔白腻，脉沉细。证属脾肾亏虚，治宜健脾补肾。治用化脓灸疗法。取穴：中脘、水分、关元、脾俞、肾俞、足三里，每穴7~11壮，坚持施灸1个月时，双下肢水肿消失，体力逐渐恢复，脸色也红润，停灸水分穴。

复诊：2010年冬天，患者已能正常上班。因北方天寒地冻，患者停灸，到2011年4月底恢复灸疗，2011年12月复查。肌酐273微摩尔/升，尿素氮16.4毫摩尔/升，尿酸363.2毫摩尔/升，患者恢复了以前的精神和体力，血压平稳，正常上班。现继续施灸，随访中。

【按语】

慢性肾衰竭是由于风、寒、湿、热、毒侵袭，导致阳气阻遏，形成阳郁、水湿、湿毒郁阻并存的病理特征，阳郁是慢性肾衰竭病理过程的中心环节。肾脏的生理和病理变化决定阳气通畅的重要性。

（1）肾为水脏，主水液，藏精（元）气：肾为调节水液代谢的基本环节之一，主要体现在升清和降浊两个方面。升清者，须阳气蒸腾而上归肺脾；降浊者，须阳气开合而下输膀胱。若阳气衰微，则阴气偏盛，即可出现"关门不利，聚水而生病"（《内经》）的情况。因此扶阳有利于肾主水液功能的实施；若阳都不通或无力推行，则元气不化，脏虚精冷，经道闭塞。因而只有在阳通的基础上，才能达到"气归精，精归化，精化为气"（《内经》）。

（2）肾主纳气，气宜阳通：肺为气之主，肾为气之根，肾具有摄纳肺气、调节呼吸的功能。肺肾交通有赖于阳气通泰。即天气清静光明者也。若阳气衰塞，阴晦闭阻，则肺气不降，肾不纳气，故阳气通泰亦为肾纳气之前提条件。

（3）阳虚多滞，温通兴阳：肾以阴为体，以阳为用，阳气运化直接影响肾司职正常与否。若肾阳亏虚，则失于温煦和运化，寒湿停聚。在治疗阳虚证时，温阳佐以通阳，阳通而动，动而兴阳；若温阳而不通，则事倍功半。总之，阳虚温通可兴阳，这是结合阳气特征"阳性有若风性，其性主动"而言的。

（4）阴虚宜运，运以布阴：阴得阳则化，即"阴不可以无阳，非气无以生形"。阴虚证除应填以阴柔外，仍需扶阳。导阳以运阴，则所填阴柔之气能随阳四布，更好地发挥治疗作用。事实上，阴虚扶阳仍属张介宾阳中求阴之法，即"阴得阳升而泉源不竭"（《景岳全书》）之理，因此，阴虚扶阳的目的是扶阳而养阴、布阴，不致壅塞。

（5）阴邪宜通，散其阴邪："邪之所凑，其气必虚"（《内经》），阴邪犯肾，肾必不足。肾受阴邪，究其根本，因肾阳虚弱，肾阳不通，阴寒外侵，肾阳不化，水湿内停，阳失其首，冰峰雪盖。散阴霾者，清阳之气也，故阴邪阻肾，宜扶肾阳，阳和通泰，阴邪自散，犹冰触骄阳而自渐融，引汤沃雪也。

从上面的论述中可以看出，阳气郁闭是肾病病理的基础，艾灸扶阳法应贯彻于肾脏病治疗过程的始终。具体地讲，扶阳就是引导阳气以复其位，是扶阳以扶正，二是扶阳以驱邪。艾灸扶阳法在肾病的治疗中应用较广但只是在方剂配伍中有所体现，并未形成鲜明的理论系统，应将艾灸扶阳法治疗慢性肾衰竭提升到一个明确的理论基础之上。通过临床观察探讨艾灸扶阳法治疗慢性肾衰竭的疗效。

（二十二）高血压合并冠心病

【病例摘要】 张某，男，50岁，2010年3月16日就诊。

患者头晕，胸闷，心悸2年。现症见：动则气喘，头晕，乏力，畏寒，舌淡、苔白边有瘀斑，脉迟而结代。心电图：T波广泛低平；血压150/95毫米汞柱。诊断：高血压，冠心病。证属心阳不振。治宜扶阳培土。治用化脓灸疗法。取穴：心俞、足三里、悬钟，采用小艾炷化脓灸疗法，每天1次，每次9壮，气海穴重用化脓灸疗法。

复诊：坚持施灸1个月。头晕、胸闷、心悸基本消失，降压药减半服，继续施灸1个月，停服降压药，复查心电图正常。

【按语】

我们认为，寒凝是造成冠心病、高血压的重要因素之一。《素问·举痛论》曰："寒气客于脉外则脉寒，脉寒则缩倦，缩倦则脉绌急，绌急则外引小络，故猝然而痛"，"寒气客于背俞之脉则脉泣，脉泣则血虚，血虚则痛，其俞注于心，故相引而痛"。若阴寒凝闭，则血脉缩倦，使血压升高，此与西医的小血管痉挛，外周阻力增高而使血压升高的机制有相通之处。选穴心俞、气海、足三里、悬骨等穴，特别是气海穴重用化脓灸疗法，灸之一身热透，大汗如淋，上至泥丸，下至涌泉，骨髓内风寒暑湿，脏腑中五劳七伤，尽皆拔出。温阳散寒发汗，解除寒邪之凝泣，从而降低血压，治疗冠心病收到满意的疗效。

（二十三）癫痫

【病例摘要】谢某，男，16岁，2008年7月3日初诊。

患癫痫病1年。曾多次发作，发作时四肢抽搐，不省人事，两眼直视，口角向左歪，几秒钟即醒，曾服用抗瘫药丙戊酸钠片，7月8日脑电图检查报告：中度异常视频脑电图。证属阳虚阴盛，痰湿上犯，治宜扶阳化痰。取穴：百会、大椎、身柱、中脘，麦粒大艾炷化脓灸疗法，每穴3~5壮，坚持施灸。灸至21天时，癫痫发作1次，其家长打电话询问，让其继续灸之.

复诊：坚持治疗9个月，癫痫再无发作。2011年考上某重点大学，到省立医院检查3次，脑电图均正常。

【按语】

癫痫为脾虚痰湿生内，上扰心窍而发病。百会穴醒脑开窍，健脑宁神，平肝息风。身柱穴清心安神，镇静定志。大椎穴宣通一身之阳气，镇静安神。中脘穴调升降，理中焦，化痰湿。《扁鹊心书》记载："一人癫痫三年余，灸中脘五十壮即愈。另一妇人病痫已10年。亦灸中脘五十壮而愈。凡人有此疾，惟灸法取效最速，药不及也。"仿古人之法，注新理解之义，扶阳化痰之法，疗效显著。

（二十四）类风湿关节炎

【病例摘要】罗某，女，62岁，2009年7月5日初诊。

患者24岁时产后受风，致多年关节疼痛，加重1年，经当地医院确诊为类风湿关节炎。一直未间断中西医药物、理疗治疗，只能缓解一时，停止治疗症状立刻加重。现症见：患者双手指关节己肿大，畸形，双膝关节稍肿，走路不便，乏力，夏天不出汗，怕冷，舌质淡、苔白腻，边有齿印，脉沉无力。证属脾肾阳虚，凝痰成瘀。治宜温阳化痰，健脾和胃。取穴：中脘、关元，重化脓灸疗法。次日重灸中脘穴，灸至3小时的时候，患者手脚冰凉，灸至6小时的时候，患者双脚发热，身上微微出汗，停灸。

复诊（7月7日）：再次灸关元穴，灸至1小时，双脚冒凉风。直至灸至全身有微汗时，停灸，3个月后复诊。灸后见奇效。除已变形的指关节外，膝关节肿痛全消，患者一身轻松，体质明显改善，仅在天气变化时微感关节不适。第2年春天为巩固疗效，重灸气海1次，复查类风湿因子阴性，血沉正常，随访1年未见复发。

【按语】

现代医学称类风湿关节炎为"不死的癌症"，目前尚缺乏有效的治疗措施。我们认为本病主要是气血不足，肝肾亏虚，加之风寒湿邪侵袭肌表，入于经络、关节，致气血津液运行不畅，凝痰成瘀，痰瘀交阻，相互为病，终致经脉关节肿胀、疼痛、畸形、屈伸不利。纯艾本身有温经散寒、祛风除湿、通透经络、舒筋活络等作用，对疑难大病我们采用"艾灸扶阳，多灸重灸"的思想，故本案采用重化脓灸疗法，使灸后热流充满全身四肢百骸，能补益气血、填精益肾、温经通络，从而达治疗疾病的目的。西医治疗主要在于控制炎症，多为治标之法。艾灸可以通过对抗体形成提高免疫功能，在没有药物参与的情况下，调节自身免疫力，使本愈，标自除，从而治愈疾病。

（二十五）运动神经元疾病

【病例摘要】王某，男，37岁，新疆乌鲁木齐人，2009年9月17日初诊。

患者双下肢无力一年半，加重伴言语不清3个月。患者于2年前劳累后出现双下肢无力，活动后加重，曾在某三级甲等医院住院治疗，诊断为运动神经元疾病及原发性侧索硬化。经治疗无明显改善，近3个月症状加重伴言语不清，故来我处求治。现症见：言语不清，双下肢无力，冰凉，肌张力减低，肢反射迟钝，舌淡、苔白，脉沉细。中医诊断：痿证，证属脾肾阳虚。治宜补肾健脾，益气调中。取穴：中脘、关元、足三里。黄豆大艾炷施灸，每天1次，每次9壮，配合改良长蛇灸，蒜泥改姜泥，每月2次，灸至第3天，患者感觉到双下肢有力，言语不清稍好转，患者灸时不怕痛，特别是在灸关元时，热感传至整个腹部，如此施灸2个半月，患者饮食增加，自感已正常，无言语不清。与灸疗前相比判若两人，对生活充满信心，已正常上班。2012年4月电话随访，一切正常。

【按语】

《景岳全书》曰："元气败伤，则精虚不能灌溉，血虚不能营养，故肌肉萎弱无力。"肾为先天之本，脾为后天之本，两者相互影响，互为因果。脾气亏虚传遍及胃，脾主运化水谷精微，主肌肉四肢，脾气不足，津液气血之源不足，筋脉失于濡养则致痿，故选穴中脘、关元、足三里诸穴合用。特别是长蛇灸法，督脉施治，铺灸面广，艾炷大，火气足，温通力强，温补督阳，强壮真元，调和阴阳，温通气血，故收效快捷。

（二十六）双膝关节骨质增生

【病例摘要】杨某，女，50岁，新疆乌鲁木齐人，2010年7月2日就诊。

患者双膝关节骨质增生1年余，曾用小针刀治疗无明显疗效而求治。现症见：平素乏力，怕冷，上下楼困难，舌淡、苔白、边有齿印，脉沉细，双膝关节肿胀，有积水。证属脾虚湿盛，凝痰成瘀。治宜健脾化湿，活血化痰。取穴：中脘、关元、阳陵泉，改良化脓灸疗法，麦粒大艾炷，每天1次，每次9壮，坚持灸疗第15天时，患者感觉一身轻松，双膝关节肿胀积水明显好转，坚持施灸2个月，肿胀、积水全消，上下楼、干活正常。

【按语】

膝关节骨质增生症属于本虚标实之证，多因气血不足，肝肾亏虚，风、寒、湿邪侵入骨髓，以致痹阻经络，气血运行受阻，不通则痛，治疗以扶正祛邪，标本兼治。中脘为胃募，可健运脾胃，生化气血。关元为元阳元阴交关之所，人体元气所居之处。阳陵泉，筋之会，善治筋病，祛除风邪，舒筋活络。诸穴合用，调元气，理营气，元营气足，则正气足，五脏六腑之气皆备矣，不祛邪，邪自祛，实乃治病之本也。

（二十七）男性不育（前列腺病）

【病例摘要】范某，男，26岁，安徽临泉人，2011年9月9日就诊。

患者有慢性前列腺炎病史4年，2006年结婚到目前妻子没有怀孕，女方到医院检查正常，男方一直经中药、西药治疗无效，来该门诊治疗，现症见：平素怕冷，性交时间短，经医院前列腺液检查，白细胞（++），卵磷脂（++），精液检查，精子成活率60%，活动力低，不液化，舌质淡、苔白，脉沉。证属肾气不足。治宜补益肾气。取穴：肾俞、命门、关元。肾俞、命门采用改良化脓灸疗法，黄豆大小艾炷，每天1次，每穴9壮，教会患者自灸，带药回家要求坚持1~2个月施灸。重灸关元穴。全身出微汗为止，只灸1次。2012年3月电话告知妻子已怀孕，特别感谢。

【按语】

关元穴为精血之室，元气之所，功专培肾固本，补益元气。肾俞穴为肾脏之背俞穴，滋补肾阴，温补肾阳，益阴填髓。命门穴为督脉经穴，本穴正当两肾之中间，是人体生命的重要门户，具有培元补肾、壮阳固精之作用。诸穴合用，短期内获愈，可见灸法之神功，乃胜于药力。

（二十八）乳腺增生症

【病例摘要】 刘某，女，34岁，新疆乌鲁木齐人，2010年12月1日就诊。

患者双侧乳腺增生1年余。现症见：双侧乳腺增生，经病理检查未见病变，双乳外上侧有3.5厘米×3厘米硬块，质中等硬，无压痛，能活动，皮下脂肪无粘连，表面光滑，局部肤色正常，平时神疲倦怠，腰酸困，月经量少，舌质淡、苔白腻、边有齿印，脉细。诊断：乳腺增生。证属冲任失调。治宜调摄冲任，疏肝活血，化痰散结。取穴：关元、足三里、期门、肩井，采用改良化脓灸疗法，麦粒大艾炷，每天1次，每穴7~9壮，灸至10天左右，患者感觉一身有劲，坚持施灸50天，肿块消失，月经正常，随访未再复发。

【按语】

本例为冲任失调所致，关元穴为任脉经腧穴，小肠之募穴，足三阴与任脉之交会穴，故能调冲任。期门穴属肝募，具有疏肝理气、活血化痰、消癥散结之效。足三里健脾和胃，具化痰散结之功效。肩井穴为治疗乳腺疾病经验穴。诸穴合用，疗效倍增。

（二十九）反复化脓性扁桃体炎合并银屑病

【病例摘要】 马某，女，20岁，新疆乌鲁木齐人，2009年11月17日就诊。

患者发热，咳嗽，咽喉疼痛6天，曾应用抗生素治疗，效果不佳。现症见：发热，咳嗽，咽喉疼痛，舌质红，薄黄苔，脉浮数，体温38.5℃，咽部充血，扁桃体1度肿大，双侧扁桃体可见少许脓性分泌物，前胸、后背、四肢均有少许红色斑块，边界清楚，白色癣屑，追问患者病史，知其近2年来反复扁桃体化脓，身上癣也有1年多。中医诊断：热毒。西医诊断：化脓性扁桃体炎并银屑病。治宜清热解毒。取穴：大椎。采用传统化脓灸疗法，局麻灸透，贴拔毒膏，耳尖、少商点刺出血。第3天发热、咳嗽、咽喉疼痛消失，体温恢复正常。告诉患者家长，大椎穴化脓愈合大约50天，愈合后来复诊。

复诊（2010年2月20日）：自灸后无感冒，有精神，银屑病明显好转，皮损变少，变薄，无新发皮疹，继续施灸大椎穴，患者坚持4次治疗，告愈。2012年4月随访无复发。

【按语】

热证是否可灸，历代多有争议。《神灸经纶·外科证治》记载："凡疮疡初起七日以内，即用灸法，大能破结化坚，引毒外出，移深就浅，功力胜于药力。"经临床实践，我们积极采用大椎穴施灸，其穴可统摄一身之阳，又可通达一身之阴，具有调节阴阳气血的作用，能够激发人体之阳气，提高人体免疫功能，故对化脓性扁桃体炎、银屑病有独特的疗效。

（三十）慢性白血病

【病例摘要】杜某，女，45岁，新疆库尔勒人，2010年1月15日就诊。

患者确诊为慢性粒细胞白血病1年余，现症见：平素乏力，怕冷，易汗，舌质淡、苔白腻、边有齿印。证属阳虚痰湿。治宜温阳健脾，化湿益肾。取穴：大椎、肾俞、命门、中脘、气海、足三里。采用改良化脓灸疗法。麦粒大艾炷，每穴7~9壮，每天1次。坚持灸疗1年余。2013年4月5日随访一切正常。

【按语】

化脓灸，体内有灸疮，人体就产生抗病之免疫能力，相当于种植牛痘预防天花。据国外癌症学会报道，癌症患者身上找不到溃疡面，故身上有溃疡的人不会生癌，十分推崇我国化脓灸疗法。

（三十一）白血病

【病例摘要】马某，女，34岁，新疆乌鲁木齐人，2009年12月8日就诊。

患者2009年4月确诊为急性非淋巴细胞白血病（M2A）。住院期间做4次化疗，头发全掉光，上楼用家人背。现症见：平素乏力，易汗，怕冷，舌质淡、苔白腻、有齿印和瘀斑。证属阳虚痰湿，治宜扶阳健脾，化湿益肾。取穴：大椎、肾俞、命门、中脘、关元、足三里。采用麦粒灸，患者特别怕痛，惧怕施灸，故改为传统化脓灸疗法，上述穴位分3天灸完，灸后贴拔毒膏调护，到2010年2月8号复诊，患者体质明显改善，对灸法认识深刻，教会自灸，坚持达8个月，2013年4月5日随访恢复正常。

【按语】

白血病不管是急性或慢性发作，均表现为白细胞明显增多，但这些增多的白细胞多是发育未成熟的白细胞，不仅不能为体内所有效地利用，反而对人体自我产生一系列的恶性循环。从我们临床辨证辨病来看，患者多表现为阳虚痰湿瘀血证。中医学认为阳虚则阴盛，阴盛则体内产生的一系列有形之物增多，如何改变这种情况，《黄帝内经》认为"治病必求于本"，这个本就是阴阳，阳虚则扶阳，阴虚则滋阴。现阳虚阴盛，我们立扶阳抑阴为大法，同时辅以健脾化痰活血为治，选穴多以大椎、命门、肾俞等助阳益肾，同时配合中脘、足三里穴以健脾胃、化痰湿，由于阳为主阴为从，辅以阴经穴位气海和关元穴，有以阴中求阳之意，从而达到阳生阴长之目的。由于白血病是个慢性经过的渐进性疾病，故患者应坚持治疗半年以上，才能取得良好的临床效果。

（三十二）大肠间质瘤术后

【病例播要】 牛某，男，35岁，新疆乌鲁木齐人，2009年11月26日就诊。

患者大肠间质瘤术后2个月，其平素好吃肉，喝冰冻啤酒，熬夜。现症见：平素乏力，易汗，舌质淡、苔薄黄、边有齿印、脉沉细。证属阳虚湿盛，治宜健脾化痰，益肾扶阳，佐以理气。取穴：大椎、肝俞、肾俞、中脘、足三里。采用隔蒜化脓灸疗法，灸至每穴起大疱为止，2个月后复查，病情好转，又加脾俞穴继续施灸，方法同上。前后共灸4次，2012年4月随访，一切正常。

【按语】

肿瘤术后的调养是非常重要的，因为人得肿瘤是其体内的内环境发生异常改变，术后如何防止复发，是现代医学的难题。根据中医辨病辨证相结合的原则，采用健脾化湿，益肾扶阳，佐以调肝理气之方法，灸时借助火的扶阳抑阴之作用，加之穴位的全身调理作用，扶助正气，防止因正气不足而邪气侵袭，是非常重要且有效的手段之一。

（三十三）慢性结肠炎

【病例摘要】 王某，男，35岁，2012年3月4月初诊。

患者在10年前因天气炎热，吃凉梨过多导致腹泻，此后经过多年中西医药治疗，始终不能痊愈。现症见：每天大便4~6次，泄前腹痛，腹痛必泄，泄后腹痛减轻，平素畏寒肢冷，不敢进食生冷之品，舌质紫暗伴紫点、苔白腻，脉右浮左弦紧，重按沉细无力。证属阳虚湿盛，治宜扶阳化湿。取穴：命门、关元、中脘、足三里。采用黄豆大艾炷化脓灸疗法，每穴5~7壮，每周1次。灸治1次，腹痛消失，大便次数减少到2~3次，1周后再灸治1次，1个月后随访，病愈。

【按语】

腹泻表象在肠，本质在脾胃，根在肾，特别是肾阳乃一身阳气之根本。脾胃升降失常，是腹泻病原因，究其原因，乃为升者不升，降下太过，其关键是脾升不及，脾升则为阳为主，因而扶脾阳益肾阳，才是治疗之根本大法。穴取命门扶助一身之阳气，关元穴乃为人生命关键之大穴，虽在任脉阴经上，但扶阳不忘益阴，因为阳从阴中来，况且阳为主阴为从，此二穴乃扶阳益阴助正。辅以中脘与足三里，调整脾胃之功能，调升降，助脾升。病虽久，但仅治疗1次，即收立竿见影之效，2次乃治愈，可见灸疗扶阳益火之作用，具有拔山之力，的确如此。

（三十四）面肌痉挛

【病例摘要】刘某，女，35岁，2007年2月1日初诊。

患者左侧面肌痉挛3年，近2个月加重。面部以眼角、嘴角抽搐为主，每遇生气、受凉时加重，每天发作数十次，曾用针刺、中药、西药等方法治疗不佳。现症见：面色无光泽，全身疲乏无力，精神不振，记忆力减退，腰膝酸软，饮食欠佳，消瘦，舌质淡、苔白、边有齿痕，脉细。证属脾肾虚寒，治宜温补脾肾，采用化脓灸疗法，取穴大椎及两侧足三里、三阴交，麦粒大艾炷，每穴7壮，每天1次。经治疗10日后上述症状大减，1个月后症状全部消失，随访3个月未复发。

【按语】

面肌痉挛临床难愈，易复发，多因脾肾虚损所致。灸大椎补阳气、强壮身体，足三里健脾胃补气血，三阴交补肝益肾。诸穴合用，疗效增强，收效迅速。

（三十五）痛风性关节炎

【病例摘要】吴某，男，41岁，2006年11月22日初诊。

患者双侧膝、踝关节疼痛10余年，时轻时重，曾到上海某医院及四川某医院治疗，均效果不佳。现症见：双踝关节处曾切除痛风结石9处。每遇肉食、喝酒后复发。现双膝踝关节肿大、疼痛，皮肤发紫，行走困难，舌质淡、苔白，脉弦。血尿酸检查：629微摩尔/升。诊断为痛风性关节炎。证属寒湿瘀滞，治宜温阳化湿，采用化脓灸疗法。取穴：足三里、三阴交。黄豆大艾炷，每穴7壮，每天1次。痛点处配合火针、点刺放血。3天1次。患足井穴放血，每3天1次。经治疗3天后疼痛大减，10天后疼痛消失，1个月后诸症消失，血尿酸检查：401微摩尔/升。已正常上班，嘱其少食肉类，禁酒，注意保养，以防复发。

【按语】

痛风病为本虚标实之证，其脾肾虚损为本，痰、湿、瘀、浊为标。足三里健脾胃助运化，升清降浊，三阴交清利湿热、活血化瘀通络，两穴合用，相辅相成以治本。火针刺痛点放血可使组织内压力减低，活血化瘀，止痛迅速，出血越多，疗效越好。足井穴放血，清热解毒，祛瘀通络，加速新陈代谢以治标。该法标本兼治，见效快，无不良反应，值得推广。

（三十六）乙型肝炎合并脱发

【病例摘要】李某，女，22岁，1996年9月1日初诊。

患者1年多来头发脱落，经中西药治疗不见好转，日渐加重。平时有轻度乏力，食后胀满，厌油。现症见：面色虚白无华，头发稀少，干燥，舌质淡、苔白有齿痕，脉弦细，肝区有明显的叩痛、压痛。经化验取证，结果乙肝六项为HbsAg（+），抗-HBc（+），抗-HBc IgG（+）。诊断为慢性迁延性乙肝，证属肝脾虚寒，治宜温肝暖脾。采用化脓灸疗法，穴取双侧肝俞、脾俞，麦粒大艾炷，每穴7壮，前1个月每天1次，以后隔日1次，灸2个月后症状、体征消失，精力充沛，双腿有力，新头发已长出。继续治疗4个月后，化验乙肝六项为抗HBs（+），随访1年未复发。

【按语】

中医学认为："发为血之余。"肝藏血，"肾主发"，肝肾同源，故肝炎可引起脱发。现代医学认为乙肝是目前一大顽疾，无特效药物，以免疫功能低下为主，灸法能提高免疫功能，是科学验证过的。肝俞穴与肝脏直接相关，通过经络传导，直接作用于肝脏，是药物所不能及的。"见肝之病，知肝传脾，故当先实脾"（《金匮要略》），"脾为五脏之母"，因取脾俞，相辅相成乙肝引起的脱发，直接治肝。肝病愈头发自然长出。

（三十七）强直性脊柱炎

【病例摘要】何某，女，51岁，2010年10月13日来诊。

患者腰背部困痛畏寒25年，伴口干、眼干7年。1986年无明显诱因出现腰背部困痛，夜间加重伴晨僵，怕冷，先后就诊于多家医院，给予对症治疗（具体不详），效果不明显。2003年出现口干，吞咽干食困难需用水送服，牙齿部分脱落，眼干，未予特殊注意。2006年9月，经某医院诊断为：未分化脊柱关节病，继发性干燥综合征，甲状腺功能减退症。治疗4年效果不佳，今来我处治疗。现症见：上述症状依然存在，且畏寒现象极度严重，腰背困痛，身体沉重，肉眼可见较重全身性水肿，尤以背部皮肤发虚，皮下好像打了气一样，第7颈椎部位高起像一个大馒头，促甲状腺素增高4.520，胃脘部胀满，腹部触诊可听到腹腔内水声，不思饮食，每餐大约只能吃50克主食，且餐后胃部不适，舌淡苔厚腻，脉沉细，口气重，臭味严重。辨证：由于患者长期服用激素类药物，导致免疫力低下，股骨头坏死。证属脾肾阳虚，免疫力低下。治疗：当以固本补阳，提高机体免疫力，停用激素类药物。用直接灸法：重灸大椎和关元，每穴30~50壮，脾俞、肾俞、中脘、足三里每穴9壮，每日灸2次。治疗10天，畏寒现象得以改善，背部皮肤开始出现弹性，饭量有所增加；继续上法治疗10天，改为每日艾灸1次，每穴7~9壮。仍然重灸大椎和关元穴，症状较前又有缓解，身体肿胀基本消失，衣服显得宽松了很多，精神得到很大改善，每日除治疗时间以外，主动要求帮诊室干活（洗洗涮涮、搞卫生等），身体内散发的臭味已经消失。按上法继续治疗10天，各种症状基本消失。总共治疗30天，基本痊愈，嘱患者回家自己继续灸治。

2012年5月电话随访：一年半时间过去了，患者健康状况良好，在家依然坚持直接灸，逢人便讲：是艾灸疗法救了她，艾灸疗法真是太神了。

【按语】

强直性脊柱炎乃是一种免疫性疾病，这种疾病以脊柱联系处发粘连，从而导致椎体活动度受影响。从中医角度认识该病，其病人多因受寒之后，气血凝滞不通，经脉闭阻，营养物质难以到达该处，从而影响椎体的修复与功能的恢复。采用重灸法之后，提升人体之阳气，阳气增添之后，气血运行得以恢复，营养物质则能到达需要之处，从而给机体自身修复带来机会，特别是重灸法火的热度直达病所，并通过督脉总领一身之阳气，而恢复自身的气血流通与活动功能，从而使疾病得以恢复和痊愈。

（三十八）干燥综合征

【病例摘要】 王某，女，78岁，2010年9月3日来诊。

患者白细胞减少1年余，白细胞计数为3.2×10⁹/升，同时伴失眠、口干、眼干、双下肢无力、畏寒、心烦，近2个月出现面部黧黑等症状，且手不离杯，时时饮水。经解放军264医院和山西医学院第二附属医院诊断为：干燥综合征。中医辨证为阳虚水湿不化，治宜温阳利湿。治疗：麦粒大艾炷直接灸。取穴：大椎、脾俞、关元、足三里，每穴7壮，每天1次。治疗2天后睡眠好转，中午可睡1个多小时，夜间睡眠5个小时。5天后患者口干现象大有改善，来治疗时已不带喝水杯了。10天后因去深圳女儿家而停止治疗。2个月后回来，面色恢复正常，上述症状全部消失。

【按语】

干燥综合征是一种免疫性疾病，这种疾病以需要润滑的地方缺乏水分与润液，从而导致临床上一系列病痛表现。中医学认为水分的运行赖以阳气的推动作用，水分乃阴液，需要阳气温热推动才能得以运行，而灸法就是直接给人体注入阳气与活力，以助其机体的阳气运行与推动力度，所以说经过重灸之后，其疾病就能得以消除，特别是对于症状的改善与调整，具有近期与远期都非常好的临床效果。

（三十九）原发性血小板减少性紫癜

【病例摘要】 白某，女性，50岁，2010年3月12日就诊。

患者10年前在地里干活，因佩戴一只手镯，回家后发现手腕部出现青紫现象，去山西医科大学第二附属医院就诊，经血液科做骨穿，诊断为原发性血小板减少性紫癜。经用西药泼尼松等治疗效果不理想，10年中血小板最高值为30×10^9/升（正常值为$100 \sim 300 \times 10^9$/升）。10年来，每日口服泼尼松2片维持，不敢间断。2010年2月25日，突然出现月经量增多，总量达600毫升，3天后逐渐减少，但乏力，面色苍白，胸憋气短，发热伴咳嗽，咳痰不爽，体温最高为$38.2^{\circ}C$，自行服感冒药（不详）。3月4日急诊入住山西医科大学第一附属医院。入院检查：血小板为20×10^9/升，血红蛋白61克。妇科B超检查为多发性子宫肌瘤。又经多种药物与输血小板等治疗措施，血小板未明显升高。经朋友介绍，患者出院后于3月12日来我们处治疗。检查：患者中等身材，倦怠无力，四肢可见大小不等的瘀斑7~8处，脉迟缓无力，舌淡，咳嗽、有痰。治疗取穴：大椎、膈俞、脾俞、关元、足三里、悬钟。用小艾炷（麦粒大）直接灸法。每天1次，每次每穴灸7~9壮。停止所有药物，激素逐渐减量服用。灸疗2次（即3月12日—13日）后，咳嗽、咳痰痊愈。灸疗第3次（即3月14日），精神大有好转，体力增强，可在家做饭、包饺子。3月15日，灸至第4次，血小板为201×10^9/升。每日坚持灸疗，精神、体力、睡眠都好。3月22日第2次查血，血小板为267×10^9/升。3月29日第3次查血，血小板为142×10^9/升，至今血小板在正常范围。

【按语】

血小板减少症是有形之物生成之不足，中医学认为，阳主阴从，阳生阴长。也就是说如果想要有形之物质生长，必须是阳气充足并得到及时补充，阳气盛而阴乃能形成，所以我们经过重灸之后发现，其病人不仅仅是临床症状的改善明显，而血小板之有形物数量的增加也是比较迅速的，特别是持久地施灸对于补充与增添阳气，改善全身情况内环境，使疾病在向愈的轨道上良性循环，并最终治愈，是其他方法所不可取代和比拟的。

（四十）血小板增多症

【病例摘要】廖某，男，63岁，2009年12月3日就诊。

患者2008年2月因中耳炎住院，常规检查发现血小板多达$1200×10^9$/L，血红蛋白增多，曾在山西医科大学第二附属医院血液科诊治无效，又去天津血液病研究所做骨髓检查，确诊为血小板增多症。在山西医科大学第二附属医院、天津血液病研究所，治疗均以激素为主，每日口服羟基脲2片，2年来依赖此药，血小板基本维持在正常水平即$200×10^9$/L左右，曾尝试减量，但几次减药半片，血小板即上升到（800~900）$×10^9$/L，病人心理压力很大。也曾去山西省中医药研究院求助中医中药，治疗几个月，效果不理想。2009年12月3日来做艾灸治疗。取穴：大椎、膈俞、脾俞、关元、足三里。用直接灸法。艾灸1周后，停服羟基脲。化验血小板情况，12月24日$187×10^9$/L，12月31日$232×10^9$/L，2010年1月11日$267×10^9$/L，1月18日$344×10^9$/L。治疗期间，患者精神状态良好，饮食起居正常，睡眠改善。1年后随访，血小板在正常范围且健康生活。

【按语】

血小板增多症乃人体内有形之物过多，而超过了人体的利用功能，从而导致一系列的病痛反应。中医学认为，"阳生阴长，阳杀阴藏"（《内经》），现在是明显地出现了阴长过度，而阳气之主导作用没有得到充分的发挥，导致阴邪过盛，反过来又影响了阳气功能与作用。通过重灸法治疗后，人体的阳气得到了及时的补充，阳气强盛后抑制了阴气，从而使病情得以缓解。这个病例与上例正好相反，灸法扶阳之后，使少的增加，使多者减少，这不是有明显的矛盾吗？这一点也没有矛盾，阴阳之间，阳为主导，阴为随从，一切疾病的发生均是因为阳气减少所导致，而灸法直接的助阳补阳效果，就是能达到使高的降而低的升，即双向调节作用与功能的恢复。

（四十一）桥本氏甲状腺炎

【病例摘要】宋某，女，37岁，2002年8月18日初诊。

患者1998年发现高血压、甲状腺Ⅰ度肿大，经西安第四军医大学附属医院诊断为原发性高血压、桥本甲状腺炎。一直用西药治疗，痛苦不堪，头昏、恶心、疲乏、水肿，多梦，盗汗，急躁，心慌，气短，怕冷，性欲减退，面色萎黄，血压140/100毫米汞柱。根据以上症状，辨证为阳虚阴盛，治宜扶阳抑阴，采用直接灸法，灸穴取：大椎、足三里（双），每天1次，每穴7~9壮。患者学会施灸术后回家自灸。9月6日复诊，血压130/90毫米汞柱，以上症状逐渐消失，已经上班工作，还外出旅游，自觉良好。嘱其坚持灸疗，隔日1次。

随访：2003年7月上旬陪朋友来看病，自诉一共施灸3个月，血压基本正常，一切均好。

【按语】

桥本氏甲状腺炎可有多种病因而诱发，但最终的结果都是导致其功能的低下。甲状腺功能类似中医学上阳气作用，其功能减低之后，就会出现典型的阳气虚证，而灸法扶阳助阳之功能与效果是显著的，通过重灸扶阳助阳之后，其功能就很快能得以恢复，特别是坚持持久灸疗，远期临床效果显著。

（四十二）类风湿关节炎

【病例摘要】刘某，女性，54岁，2010年5月13日就诊。

患者浑身疼痛半年余，行动不自主，不能自己翻身、穿衣。曾去某医院治疗，诊断为干燥综合征、类风湿关节炎。口服多种药物治疗后，症状越来越重。2010年5月13日来诊。检查：四肢关节肿胀，严重变形，行走困难，四肢末端及面部黧黑，脉象沉紧，舌质紫黯，舌体胖大。辨证：肝肾亏虚，精血亏损。治疗：直接麦粒灸。取穴：大椎、大杼、膈俞、脾俞、肾俞、关元、足三里，针刺夹脊穴、阿是穴。治疗10天后，患者可以缓慢自行上下楼，不需人陪侍，自己前来治疗。治法同前。又治疗10天后，四肢肿胀明显消退，手可以拿轻点的物品，可以较自如地上下楼梯及乘坐出租车。疼痛明显减轻。继续治疗至56次后，自己在家灸疗。同年11月20日回访，患者身体状态良好，疼痛消失，活动自如，生活自理，基本痊愈。已能正常工作。

【按语】

类风湿性关节炎乃临床上的疑难杂病之一，该病中医学认为是风寒湿侵袭人体，痹阻气血筋脉之后，影响人体气血流通与关节活动，其治疗多采用祛风除湿止痛之方药，但取效较慢，如果配合直灸重灸法，积极扶助人体之阳气，强化局部与全身正气阳气的功能和作用，对于本病的治疗能取得近期与远期均好的临床效果，特别是坚持反复重灸施治，对于关节变形与损害都有很好的恢复效果。

（四十三）痛风

【病例摘要】刘某，男44岁，2007年4月4日就诊。

患者患痛风症，发病部位在单侧第一跖趾核骨周围，有时在双侧同一部位。饮食不慎时极易诱发，对高嘌呤饮食、酒类、肥甘辛辣食品等不敢进口。发病时核骨周围红肿，活动受限，起病突然，常在夜间发作，疼痛难忍，经多处治疗，服多种方药无效，2007年4月4日来诊。方法：用生姜泥（新鲜生姜绞碎成泥）敷患处，较大艾炷施灸。取穴：大椎、足三里、商丘及阿是穴。经过几次治疗红肿逐渐消失，尿酸化验恢复正常，疼痛缓解，3～4个月后痊愈。饮食不需忌口，生活质量提高，患者很高兴。

仅2007年，我们处接诊痛风患者20多例，症状大同小异，用同样灸法治疗，都基本痊愈，未有复发。

【按语】

痛风乃是现代比较多的一种病，该病的特点是吃肉食与海鲜诱发加剧。分析其加重诱因与饮食生活习惯有关，《黄帝内经》中所说："膏粱厚味，足生大疔。"为什么会出现这样的现象呢？仔细分析可以得出，进入体内过多的肉食，超过了人体的吸收与消化能力，导致一些代谢废物无法及时地排泄，潴留体内而影响人体气化功能，从而出现一系列病痛表现，其发病部位多在脚上，证明其湿浊向下而不化之特点。我们采用直灸法，扶助人体之阳气，强化人体气化功能，气化增加之后，湿浊能够及时排泄与化开，病变就能迅速解除，而且远期疗效也比较满意。

（四十四）系统性红斑狼疮

【病例摘要】武某，女，54岁，2010年12月15日就诊。

患者7年前经山西医科大学第一附属医院诊断为系统性红斑狼疮，跑遍了全省各大医院，后又上北京求治，效果始终不理想，身体状况一天天变差。其姐有在新华书店见《谢锡亮灸法》一书，多方打听找到了我们。2010年12月15日患者在家人的陪同下前来就诊，当时患者颈部、颌下淋巴结多发性肿大及钙化，右侧腮腺表面结节，腮腺两侧多发性结节，面部红肿，双下肢肿胀严重。左侧乳房下至后背形成大面积溃烂，疼痛难忍，由此引起的神经痛导致不敢深呼吸，尿频、尿急严重，平均每30分钟就要上厕所，裤子总是湿湿的，近几年不敢出门。化验血沉加快，还伴有高血糖和高血压。检查：舌体胖大无苔，脉沉数而滑。治疗：鉴于病人已多方医治，经气已乱，气血两虚，应以补气血，调经气，扶正祛邪为法，在提高机体免疫力的基础上再对症治疗。我们制订了以艾灸疗法为主、针刺治疗为辅的治疗方案。艾灸取穴：大椎、膈俞、脾俞、肾俞、关元、足三里，每穴9壮，每天1次。

经过1个月的治疗，病人情况有了较大转机，血糖和血压均恢复正常，下肢水肿消失，血沉接近正常，溃烂处基本愈合，神经痛得到控制，精神状态明显好转，体力增加，患者很高兴。建议其回家由家人给她继续艾灸治疗。经过近10个月的治疗，患者病情基本得到控制，血糖、血压、血沉基本正常，过去肿大的淋巴结早已消失，尿频尿急得到控制。患者2011年10月还同家人去外地旅游了一趟。

随访：2012年5月电话随访，患者身体状况良好，没有再犯，现在每日坚持做灸疗，非常有信心，说是艾灸疗法救了她的命。

【按语】

系统性红斑狼疮一病，乃是免疫性功能紊乱所导致的自身功能或器质性损害。本病现代医学多采用免疫抑制药物治疗，病情恢复比较困难。我们积极运用直灸与重灸之法，来扶助强化人体阳气的功能，特别是选择穴位乃是先天与后天为主，以强化后天，扶助先天，先天与后天互用，通过自身修复或免疫功能的调节作用，达到治疗该病的目的，尤其是坚持持久灸疗，对于本病的恢复具有很好的远期疗效。

（四十五）过敏性紫癜

【病例摘要】张某，男，9岁。2012年2月21日来诊。

患者家长代诉：孩子双下肢瘀斑4天，在当地某医院诊断为过敏性紫癜。口服中西药物效果不显，经朋友介绍来此就诊。检查：双下肢0.7厘米×0.7厘米瘀斑40多处，左足背大片青紫，但无扭伤及外伤史，患者活动自如，舌红少苔，血小板32万（询问得知患者家1年前装修过室内）。治疗：补益气血、活血化瘀。直接灸身柱、膈俞，每天1次，每穴灸7壮。3天后瘀斑渐退，5天后瘀斑退净，10天后痊愈，上学。

【按语】

过敏性紫癜病乃一种人体针对外界过度反应所造成的自身伤害，虽然说过敏源已经消除了，但其自身的免疫性反应没有结束。针对这样的情况，我们采用直灸法，通过穴位配合，达到扶助阳气、补益气血、活血化瘀之目的，从而终止了免疫性自身之破坏，因而达到了治疗该病之目的。

（四十六）中风后遗症

【病例摘要】李某，男，73岁，2007年5月12日初诊。

患者于1年前突发昏迷，伴右侧肢体瘫痪，速到某医院住院治疗，经CT检查诊断为脑出血，抢救1月余，神志清醒，又经中西医治疗半年，疗效不佳。现症见：右侧肢体失灵，上肢肌力0级，下肢肌力I级，语言不清，手足水肿，手指挛缩，舌质红、苔薄白，舌向左偏，脉沉细。血压150/100毫米汞柱。已进入中风后遗症期。治疗：用直接灸法，取穴百会、大椎、右曲池、阳陵泉，每穴7壮，每日1次。火针刺患侧肩髃、臂臑、外关、合谷、风池、环跳、风市、足三里、悬钟、昆仑，隔日再刺内关、通里、廉泉、阴陵泉、三阴交，2天1次，交替使用。刺血取舌下金津、玉液，放出5~10毫升血液，手足十二井每穴3~5滴血，手和足井穴交替使用，3日1次。

治疗10天后语言较前清晰，上肢肌力I级，下肢肌力III级，手足水肿消失。1个月后语言基本正常，上肢肌力II级，下肢肌力IV级，已能走路，血压140/90毫米汞柱，治疗已取效。又巩固治疗1个月。半年后随访，生活能自理，语言清楚。

【按语】

脑出血超过半年进入后遗症期，西医治疗常无多大效果，采用上述三法治疗而收到很好疗效。百会穴乃手足三阳经及督脉交会处，有开窍醒脑之功。《行针指要歌》曰："或针风，先向风府百会中。"大椎穴为"诸阳之会"，有疏风通络、醒脑强壮作用，可代替风府穴使用，而且安全。曲池配阳陵泉可舒筋活络，《百症赋》曰："半身不遂，阳陵远达于曲池。"中风后多产生情绪障碍与肢体活动欠灵，于舌下金津、玉液及手足井穴施以刺血，结合火针点刺，则有祛瘀醒脑之效，使语言謇涩、肢体偏废等症得除。本例患者的治疗，采用直接灸及火针的多穴多刺，井穴的放血，从而有补有泻，标本兼治，提高了疗效，故较快地使肌力、语言恢复正常。

（四十七）室性期前收缩

【病例摘要】谢某，男，36岁，2010年9月1日初诊。

患者时常心悸、心惊、胸闷，已有3年。晚上听到稍大声响就心惊、心悸，特别恐怖，遇有情绪刺激，诱发加重。经山西省人民医院心电图诊断为室性期前收缩，动态心电图检查，日频发期前收缩15000多次，曾服用多种中西药治疗，病情如故，迁延不已。现症见：心悸、心惊、胸闷，腹脘胀满，舌质淡白嫩、薄白苔，脉沉弱。心电图诊断：频发性期前收缩。中医辨证：心气虚弱。治疗采用直灸法。取穴：大椎、心俞、神道、中脘、关元、足三里。施用麦粒灸，每天1次，每穴7~9壮。施灸30次，自我感觉良好，心率基本正常，偶有期前收缩，已无心惊。施灸40次，心率正常，期前收缩完全消失。尚感脘腹稍有胀满，嘱继续施灸。

【按语】

心律失常有多种，以室性早搏最为多见，比较年轻的多源于心肌炎，年龄大的与冠心病密切相关。该病人有一个明显的特点就是遇到声响，就是胆战心惊，这个表现就是中医学常说的"心肾阳虚"证，我们采用施灸背部督脉以壮人体之阳气，并取位于任脉的中脘、关元等穴，以促进阳气升发与补充，达到壮阳气、益心气之功能，使得病人阳气充足而病愈。

（四十八）心脏搭桥术后不适

【病例摘要】聂某，男，60岁，2010年5月18日初诊。

患者2年前做心脏搭桥手术后，就出现头晕，血压不稳，时高时低，近3个月更明显，服各种西药也不能控制，吃数千元保健品也无改善。经病人介绍来求灸法治疗。现状：头晕、胸闷、多梦，查脉弱细无力，舌质淡嫩，四肢发冷，自感体温偏低。诊为心阳不足，取大椎、关元、足三里、心俞，直接灸，每天1次，每穴7壮。施灸20天，每天测血压均在110/80毫米汞柱，血压平稳，无心脏不适，头脑清晰，寝食正常，精力充沛。嘱以后按时灸治。

【按语】

冠心病搭桥术只是解决局部病变，病人的体质仍未改变，尚需整体调治，以防再狭窄及其他部位血管变窄。灸这组穴位可调整人体阴阳，益气养血，强壮身体，防患未然。

（四十九）子宫内膜异位痛经

【病例摘要】越某，女，40岁，2013年10月21日就诊。

患者患有子宫内膜异位症，多方医治无效，痛经逐月加重，有大血块，质地稠，经期提前，每月20天左右。证属阳虚寒凝，治宜温阳化凝，采用间接灸法，遂教其用艾卷悬灸。每月月经干净后3~5天，在三阴交、小腹部及腰骶处，每次灸50分钟，每月施灸15天，连续灸3个月经周期，以观疗效。她在家用灸法治疗3个月经周期，已基本无痛经现象，周期亦正常。

该病属非突发性疾病，日积月累而发病，治疗亦非一时之功，嘱其以后每月施灸3~5次，以保健治疗。

【按语】

予宫内膜异位属中医学的痛经、癥瘕之类，病因或因情志不舒，气滞血瘀，或饮食伤脾，痰浊内生，或因外受寒湿，内侵气血，痰瘀内阻，或因流产、刮宫等手术，伤及经脉经络。总之痰瘀是此病的主要病因。温通法即为治疗该病的大法。艾灸，温阳益气，温通经络，散风祛寒，活血化瘀，健脾祛湿。故选艾卷悬灸。此法治疗无痛苦，非常舒服，在享受温热、体会灸感中消除顽疾。

（五十）荨麻疹

【病例摘要】陈某，女，40岁，2011年8月11日来诊。

患者有慢性盆腔炎5~6年，白带色黄有味，小腹胀痛，曾口服中药及静脉用消炎药，但停药后不久就又患了。2011年5月初，突发胃痉挛，使用止痛药后第2天出现皮肤丘疹并瘙痒难忍，面部很少，身体其他各部较多，在山西省中西医结合医院就诊，诊断为荨麻疹，建议口服西替利嗪，服药后症状缓解，但停药症状就又加重至今。检查：前胸后背及四肢可见大小不等红色凸起皮肤丘疹数十个，身上到处有被抓过的痕迹，舌红、苔黄腻，脉浮数。辨证：荨麻疹是由于风邪外袭，阳虚寒凝，乃由于机体免疫力低下伴过敏体质所形成。治宜祛风止痒，提高机体免疫力。采用直接灸法，穴位取：大椎、风门、脾俞、关元、足三里，每穴7壮，每天1次。治疗3天后丘疹消退，10天后妇科症状减轻，黄带颜色变浅、质地变稀无味，腹痛腹胀减轻，上法连续治疗1个月，患者痊愈，至今随访各种症状未再复发。

【按语】

过敏性荨麻疹之人，大多是体弱阳亏之体，特别是我们常说的体质差之人。

我们通过运用直灸法，以补益脾肾，特别是壮督脉之阳气的穴位选择比较多，目的是通过壮人身之阳气，其不仅能祛风止痒，关键是还可提高人体免疫能力，以达到祛病强身之目的，不仅治病而且强身，防止该病反复，其临床效果显著。

（五十一）糖尿病

【病例摘要】范某，女，46岁，2011年7月3日来诊。

患者颈椎病6～7年，头晕头痛、心烦易怒，失眠、健忘、口苦。自认为颈椎病引起头晕头痛，曾在某几家医院看病，但几年来症状非但未减轻，反更加重，导致后来不能正常工作和生活。4年前发现血糖升高，心烦、失眠、健忘、口苦严重，每日注射胰岛素2次（16个单位/中午，14个单位/下午）。几年来，因疾病缠身，已不能再做生意而走上四处求医的道路。检查：患者形体肥胖，双眼上下眼睑发黑（严重的黑眼圈），空腹血糖10.5毫摩尔/升，舌红偏瘦、苔薄白。脉弦细无力有结代。辨证：肝肾阳虚，肝气不疏（内分泌紊乱）。治疗：疏肝理气，补肾健脾。直接灸：大椎、心俞、脾俞、肾俞、关元、足三里（心俞、脾俞、肾俞分成两组，每天各取1组，大椎、关元、足三里穴为每天必灸穴）。每穴7壮，每天1次。10天后，黑眼圈明显淡化，脾气性格得到改善，血糖下降，胰岛素开始减量；20天后睡眠得以改善，头晕头痛症状消失。

共治疗40天后患者胰岛素使用量是每日8个单位，其余症状全部消失，痊愈回家，目前仍然坚持艾灸养生保健。

【按语】

糖尿病是一种病因不明的疾病，从本病的辨证分析可以看出，其阳虚血瘀比较明显，特别是肥胖表现，更无疑是阳虚之体。著名火神派医家李可老中医曾说过："十个胖子九个阳虚。"为什么肥胖会导致阳虚呢？中医学认为，阳为主，阴为从，阳主阴从，阳生阴长，阳杀阴藏。由于人体阳虚而导致阴邪过盛，阴盛成形乃为肥胖之体。我们采用直接灸法，特别是采用多灸重灸之法，以积极扶助人体阳气，选择穴位以背部为主，人体以阳气为主导，随着阳气的提升，其血糖也慢慢下降，尤其是对于糖尿病的多种并发症预防与治疗，具有很好的临床效果。

（五十二）多发性淋巴瘤

【病例摘要】李某，女，74岁，2011年10月7日来诊。

患者老伴及女儿代诉：全身淋巴结肿大半年，伴皮肤过敏1个月。经山西医科大学附属第一、第二医院诊断为多发性淋巴瘤，因多种抗生素过敏无法用药

（青霉素类、头孢类、阿奇等药物），因此治疗效果一直不好。检查：所有淋巴结均肿大，肉眼可见颌下淋巴结像串珠样增多，质地较硬，左项部淋巴结压痛明显、咳嗽、咳痰不爽、小便不利，双下肢水肿（++），眼睑水肿伴口干口苦，乏力及烦躁不安，舌红、苔黄，脉数，体温38.7℃。治疗：直接灸大椎、膏肓、脾俞、关元、足三里，每穴9壮，每天1次。患者夜间出现体温升高现象，对症给予退烧药。直接灸10天后做青霉素皮试阴性，故患者住院使用抗生素对症治疗。并坚持艾灸治疗。直接灸可以较快提高患者机体免疫力，提高抗过敏能力，其效果得以证实。

【按语】

多发性淋巴瘤是恶性肿瘤的一种，其在治疗期间积极配合直灸法，不仅是提高了人体免疫力，同时过去无法开展的治疗的项目也能重新开展，为中西医合作与治疗提供了良好的基础，特别是对于改善自我症状与表现，具有良好的临床效果。

（五十三）阵发性睡眠性血红蛋白尿

【病例摘要】 张某，女，21岁，2012年10月26日就诊。

患者于2012年5月突然反复多次尿血，经山西省太原铁路医院、山西省中西医结合医院、山西医科大学附属第二医院、山西省中医院等多家医院诊断、治疗，确诊为阵发性睡眠性血红蛋白尿。曾用过大量激素，现症见满月脸，水牛背，反复感冒，症状未见减轻。后求治于我们，采用直接灸法，开始应用小艾炷直接灸。取穴：大椎、膈俞、脾俞、胃俞、绝骨、三阴交等穴。以上穴位上下午交替施灸，每穴每次9壮。灸至2个月，未见尿血和任何不适。嘱其坚持间断施灸，以防复发。灸治期间逐渐减少激素，至2013年1月停用。

【按语】

本病症临床少见。用直接灸法有效，可见与免疫功能紊乱有关。

（五十四）放化疗白细胞减少

【病例摘要】 张某，女，39岁，于2008年2月15日前来就诊。

患者1年前因胃癌（低分化腺癌）做了胃全切手术，但还有残留，因此接受化疗，随着化疗的进行，白细胞数又开始下降。自接受艾灸治疗后仅几天时间，白细胞就由就诊时的$2×10^9$/升上升到$3×10^9$/升，于是开始下一疗程的化疗，化疗期间仍坚持艾灸，化疗结束后第2天查血，白细胞为$4.3×10^9$/升。患者仍坚持每天艾灸，精神状态良好，吃饭较前大有改善，白细胞上升到$5×10^9$/升以上，且一直维持在这个水平。取穴：大椎、胃俞、中脘、关元、足三里。2008年9月重返工作岗位，至今身体状况很好。

【按语】

病人因胃癌而进行放化疗之后，由于细胞毒性药物的使用而导致白细胞减少，由于白细胞减少而正常的放化疗无法完成。这时候我们介入直灸疗法，积极扶阳助正，特别是对于患者阳气的提升具有积极的作用，因为中医学认为阳生阴长，白细胞乃有形之物，而阳气得到补充，其功能得到加强，白细胞也能顺利生长达到目标，白细胞正常之后，病人才能顺利完成放化疗，对于本病的恢复具有很积极的价值与意义。

（五十五）慢性气管炎

【病例摘要】何某，女，41岁，工人，2014年5月4日初诊。

患者咳嗽、喘息2年，进行性加重4个月。因工作原因（接触油漆），每上夜班后病情发作，喘息不能平卧，咳嗽，咳白色泡沫样痰，咳嗽不已时小便自遗。以往打针输液治疗，当时病情得以控制，后又因劳累、受凉病情反复发作。询问之，患者年轻时极易贪凉，夏天吃冷物，平时疲乏无力，易汗，汗出身冷，冬天手脚冰凉，5月天气已暖和，我们发现患者来诊时还穿着棉服。舌质淡、边齿印、薄白苔，脉沉细。诊断为：慢性喘息性气管炎。证属肺、脾、肾阳虚，寒湿内蕴，痰气交阻。治疗用传统化脓灸法。灸穴有：大椎、肺俞、肾俞、命门、中脘、关元、足三里等。每天灸疗1次，每次半小时，坚持治疗3个月。治疗期间，诸症好转，精神可，饮食增加，怕冷明显改善，无感冒。

于12月打电话随访，告之连续上夜班后无咳喘，机体抵抗力增强，心情舒畅，精力充沛，已正常上班。

【按语】

本例病人经辨证后，其是典型的阳虚证，而气管炎乃为肺肾两虚证，其证在肺，其病在肾。因为中医学认为，肺为气之主，肾为气之根，咳嗽痰喘，其标在肺，其本在肾。治疗乃采用直灸法扶阳，直接经先天之督脉诸穴位，配以后天任脉上之中脘穴与脾胃之本足三里，经过扶助先天、温暖后天的方法，使得先后天阳气得以补充，肾阳有根，肺气有主，故而临床疗效显著。

（五十六）腰椎病

【病例摘要】 周某，女，40岁，湖北荆州人，2014年3月22初诊。

患者腰疼伴随下肢麻木20天。不能弯腰，走路需家人搀扶。查体：腰4/5、腰5/骶1椎体按压阳性反应，抬腿试验阳性。现症见：平素怕冷，尤其是冬天手脚冰凉。大便不规律，5～8天1次，脸部斑点沉着，色素明显。舌诊，舌质淡、边齿印、白厚苔。检查CT示：①腰4、腰5椎间盘膨出；腰5、骶1椎间盘后方突出。②腰椎轻度退行性病变。中医诊断为：痹证。治宜扶阳益肾，温阳化凝，治疗采用传统化脓灸治疗。取穴为：肾俞、命门、阿是、中脘、关元。每天1次，治疗3天后，麻木疼痛减轻。可喜的是，患者长达10年的顽固性便秘也好多了，现在是1～2天1次，脸上的乌斑淡了许多。患者特别高兴，坚持灸疗一个半月，诸症消失。

【按语】

本例病人有两个比较典型的表现，一个是腰痛，一个是便秘。虽是两病，却是一源，一源之根在于肾阳亏损，肾为先天之本的藏储与管理之处，腰为肾之主，肾又职司二便。选择化脓直灸法，先天穴位以肾俞、命门与关元穴，后天以脾胃之本中脘穴，先后并治，直助阳气，以强化脾肾之本，不仅仅腰痛得愈，便秘也得以解除，可谓一治而两病得痊。

（五十七）子宫内膜异位症

【病例摘要】 戴某，女，31岁，合肥长丰县教师，2014年6月21日初诊。

患者其母自诉从小体质差，易感冒，稍活动就出汗，出汗身冷打哆嗦，食少便溏，进食油腻或不好消化食物后1天拉10余次。注意到已是6月的热天，患者还穿着外套，询问告之穿短袖觉得冷，从小到大，从未间断过吃药，中成药和汤药不计其数。结婚3年余，未能怀孕，平时月经不规律，2～3个月一行，量少，行经时腰酸痛。于2011年体检时发现子宫内膜异位。诊察舌诊：舌淡、齿印、边瘀斑、水滑苔。脉诊：尺脉沉细。证属脾肾阳虚，命火不足。治宜扶阳抑阴，化湿祛瘀，治疗以传统化脓灸配合扶阳督脉灸。化脓灸取穴：大椎、肾俞、命门、中脘、关元。患者强烈要求灸量大，每次用黄豆大小的药炷才有热感，其间做了2次扶阳督脉灸。因8月要回学校准备开学事宜，暂停灸疗。患者大便已正常，能吃少量的肉质和蔬菜，饮食增加，乏力怕冷亦有改善。后12月又来做了扶阳督脉灸，告之各项症状都好转，明年暑假继续治疗。

【按语】

子宫内膜异位症是因为异地生长子宫内膜，导致其周期性变化而出现的病变。从病人的辨证来看，是比较典型的阳虚证，也就是怕冷特别的明显，就是中医阴阳辨证中所谓的阴证阳虚，治疗采用扶阳化脓灸法，穴位选择以督脉上大椎、肾俞、命门，任脉上的中脘、关元，大补人体之阳气，以阳补阳，阴中补阳，阳生阴长，阳气充足而阴邪自然消散。病人大剂量重灸及反复灸疗，临床效果显著。

（五十八）哮喘

【病例摘要】严某，男，70岁，合肥工大教授，2014年的4月10日来诊。

患者素有哮喘20年余，饱受疾病折磨，在中医西医治疗无果后，开始自学医学书，看到书上有化脓灸一法，灸后能提高机体的免疫功能，可以治愈此病，于是自己在关元穴和足三里穴位施灸，断断续续灸了2年，病情得以控制。2014年来我们处就诊，想要做传统的化脓灸疗法，我们重新定了穴位，主要有：大椎、膏肓、肾俞、中脘、关元，每天1次，每次1小时。灸疗半个月左右，哮鸣音减轻，双腿有力，上楼已不用带板凳坐下休息，继续施灸达3个月，诸症好转。后其爱人因高血压多年，头晕颈椎酸痛，也开始加入灸疗的队伍，夫妻二人坚持灸疗，灸疮处生脓之后，血压就下来了，已不用口服降压药，头晕都好转了。

【按语】

本例病人自幼患病，后有哮喘病，久治不效，自学化脓灸法就取得了初步的临床效果。又经我们重新审穴位，指导系统化脓灸法，终于取得了显著的临床效果。特别是其爱人也自学灸法，其高血压引起的头晕与颈椎酸痛都有比较好的临床效果。可见，化脓灸法对多种疾病都有奇特的治疗效果。

（五十九）银屑病

【病例摘要】李某，男，45岁，六安人。2013年4月18日就诊。

患者有银屑病6年，加重1年，患者自诉6年前得了银屑病，奇痒，掉白皮，上肢胳膊、前胸、后背以及腿上都有，吃过中药、西药，搽过药膏，时好时坏，春天易发作，现症见：平素怕冷，乏力，劳动后好出汗，近2年来反复感冒。舌诊：舌淡、有齿印、胖大、黑腻苔。诊断为：银屑病，证属寒湿蕴结，肌肤失养。治宜：温阳驱寒，健脾祛湿。采用传统化脓灸疗法，施灸穴位：大椎、中脘、双侧曲池、双侧血海、关元、命门，每天治疗1次，每次半小时，灸疗1个月，乏力怕冷都有好转，几个月后来告，全身癣已净，反复感冒亦好了。

【按语】

银屑病是一种顽疾，虽然有多种治疗方法，但均未能取得好的临床疗效。而采用化脓灸法治疗后，阳气得以补充，寒湿得以消除，特别是选择四肢穴位以及大椎、关元等，以扶阳抑阴，化阴为阳，阴阳互调，灸疗1个月，就取得了良好的临床效果，经过坚持灸疗几个月下来，其疾病得以痊愈。

（六十）腰椎间盘突出

【病例摘要】丁某，男，50岁，2014年12月7日初诊。

患者腰腿痛10年，加重半月余。平素易汗，易反复感冒，且感冒后不容易治愈，每次感冒吃药、打点滴，拖拉月余。自诉年轻时，夏天出了汗经常洗凉水澡。现症见：饮食一般，精神可。多年来反复发作，每次吃止痛药，经按摩，中西药治疗效果不佳。查体腰4、腰5，腰5、骶1椎间盘按压阳性反应，直腿试验阳性。CT示：腰椎间盘突出。舌诊：舌淡白、苔腻。证属痹证。治宜温阳通脉，补肾壮督。采用化脓灸治疗。取穴：风门、腰阳关、阿是穴、中脘、关元，治疗第6天后腰痛已缓解。后因晚上骑电瓶车吹风，又感冒了，口服中成药2天就好了。患者特高兴，多少年的感冒也没这次好得快，坚持灸疗1个月治愈。

【按语】

腰椎间盘突出症引起的疼痛比较难治，虽然多种方法都能治疗，但是反复率比较高。本病辨证阳虚明显，属于寒痹，我们采用直接的化脓灸法，温阳通脉，补肾壮督，使人体正气充足，阳气得补，寒湿得祛，正盛邪却，特别是选择穴位祛风益肾，大补后天之本，治疗后效果显著，后因外感而迅速得以治愈，这在以前是没有过的。可见直接化脓灸法对于提高人之正气、阳气具有很好的作用，阳气充盛，阴邪不侵，自然腰痛得愈。

参考文献

［1］窦材集，宋白杨. 扁鹊心书［M］. 北京：中国中医药科技出版社，2011.

［2］王廷峰. 扶阳化脓灸法［M］. 北京：人民军医出版社，2013.

［3］王执中，黄龙祥. 针灸资生经［M］. 北京：人民卫生出版社，2007.

［4］杜思敏，黄龙祥. 针经摘英集［M］. 北京：人民卫生出版社，2007.

［5］皇甫谧，黄龙祥. 针灸甲乙经［M］. 北京：人民卫生出版社，2006.

［6］杨继洲. 针灸大成［M］. 北京：时代文艺出版社，2008.

［7］陈会，刘谨. 神应经［M］. 北京：中医古籍出版社，2000.

［8］王国瑞，李宁. 扁鹊神应针灸玉龙经［M］. 北京：中医古籍出版社，2000.

［9］李志明. 瘢痕灸［M］. 合肥：安徽科学技术出版社，1986.

［10］谢锡亮. 谢锡亮灸法［M］. 北京：人民军医出版社，2010.

［11］彭荣琛. 临床灸疗400法［M］. 北京：人民卫生出版社，2009.

［12］王正龙. 治病书：中医破执（上、下）［M］. 天津：天津科学技术出版社，2013.

［13］郑寿全. 郑钦安医学三书［M］. 太原：山西科学技术出版社，2000.

［14］傅文录. 火神派扶阳第一要药——附子［M］. 北京：人民卫生出版社，2010.

［15］傅文录. 火神派扶阳临证备要［M］. 北京：化学工业出版社，2011.

［16］刘力红. 扶阳论坛·2［M］. 北京：中国中医药出版社，2009.

［17］谢锡亮. 实用家庭保健灸法［M］. 北京：中国医药科技出版社，1993.

［18］吕玉娥. 吕景山对穴［M］. 2版. 北京：人民军医出版社，2007.

［19］张仁. 中国民间奇特灸法［M］. 上海：上海科学技术出版社，2004.

［20］章逢润. 中国灸疗学［M］. 北京：人民卫生出版社，1989.

［21］谢锡亮. 灸法［M］. 太原：山西人民出版社，1984.

［22］谢锡亮. 谢锡亮灸法医案［M］. 北京：人民卫生出版社，2014.

主　编　王廷峰

主　审　傅文录

编　委　王廷峰　王晓亮　王雨诺　王静静　傅　幸
　　　　傅文录　徐儒举　赵　刚　姜道圣　石和平

图书在版编目（CIP）数据

扁鹊灸法治顽疾 / 王廷峰主编. —沈阳：辽宁科学技术
出版社，2015.10（2018.9重印）
　ISBN 978-7-5381-9341-1

　Ⅰ. ①扁… ②王… Ⅱ. ①灸法 Ⅳ. ①R245.8

中国版本图书馆CIP数据核字（2015）第175245号

出版发行：辽宁科学技术出版社
　　　　（地址：沈阳市和平区十一纬路29号　邮编：110003）
印 刷 者：辽宁新华印务有限公司
经 销 者：各地新华书店
幅面尺寸：170mm×240mm
印　　张：10.75
字　　数：150千字
出版时间：2015年10月第1版
印刷时间：2018年9月第3次印刷
责任编辑：寿亚荷
封面设计：翰鼎文化/达达
责任校对：徐　跃

书　　号：ISBN 978-7-5381-9341-1
定　　价：35.00元

联系电话：024-23284370
邮购电话：024-23284502
E-mail:syh324115@126.com